Tu corazón, mi venganza

Tu corazón, mi venganza

MIGUEL ÁNGEL ROSIQUE

La esperada continuación de «Mi ascenso, tu muerte».

Título: *Tu corazón, mi venganza*
© 2019, Miguel Ángel Rosique

De la maquetación: 2019, Romeo Ediciones
Del diseño de la cubierta: 2019, Roma García
De la corrección: 2019, José Luis Trullo Herrera

Primera edición: julio de 2019

ISBN-13: 978-84-17781-66-8

El corazón es como un jardín. Puede crecer la compasión o el miedo, el resentimiento o el amor. ¿Qué semillas plantarás allí?
Jack Kornfield

AGRADECIMIENTOS

Al amigo y gran profesional, el Dr. José Luis Alhambra, que me brindó sus conocimientos en los aspectos médicos y me llevó en la buena dirección en las partes más técnicas.

También quiero destacar a Ramón G. Medina, por su entusiasmo a la hora de afrontar mi petición de que hiciese un epílogo de esta obra. Como podéis comprobar en las siguientes páginas, es un trabajo pulcro e inteligente que aporta un plus interesante y exquisito a esta novela.

Por último, y como no podía ser de otra manera, mi mayor dedicatoria es para mi hijo Miguel Ángel, quien me aporta día a día, con su amor incondicional y su cariño, la ilusión de acompañarlo en su vida y hacerlo tan feliz como él me hace a mí.

CAPÍ ULO 1

in pausa alguna, con total diligencia, Ángel y Mario se dirigían en la ambulancia de urgencias a la casa de Ernesto, hombre octogenario que cada cierto tiempo necesitaba acudir al hospital dado su delicado estado de salud. Había sufrido ya varias crisis de taquicardias supraventriculares que lo habían dejado sin fuerzas y con un gran dolor en el pecho. Por ello, en el cuello llevaba un collar de seguridad blanco, en forma de rombo, con un botón rojo que, si lo pulsaba, rápidamente acudía una asistencia para llevarlo con rapidez a urgencias. En cada ocasión en que esto había ocurrido, acababa ingresado unos días hasta que lo estabilizaban. La recomendación era que se quedara más tiempo, pero él siempre decía que, para morir, prefería su casa a aquella fría habitación de hospital. En primer lugar, iniciaban el cuidado intensivo para conseguir que el paciente sobreviviera, intentar evitar otros episodios de fallo cardiaco y atajar todos los problemas que se presentasen. Tras estabilizarlo, lo sometían a un tratamiento intensivo, comenzando después una fase de recuperación espontánea, a la que debía seguir otra de rehabilitación, tras la cual podía regresar a su vida cotidiana. Él era fuerte a pesar de su edad y su débil salud, y sus ganas de salir de allí lo antes posible le ayudaban enormemente a acelerar su recuperación.

Ángel recorría los veintiún kilómetros que separaban el hospital hasta la casa del anciano. Sin superar en ningún momento el límite establecido de velocidad por su mentalidad legalista y su predisposición natural a cumplir las normas, cosa que a veces exasperaba a su compañero, conducía con una actitud reconcentrada, de un modo uniforme y sin apenas variaciones. Era la cuarta vez en cinco meses que se repetía la misma escena: Ángel con sus libros de oposiciones en las dependencias donde se acomodaba el personal de ambulancias, Mario enfrente de él leyendo una revista médica, el timbre del teléfono, y Pablo, jefe de equipo, con diligencia y voz enérgica diciendo:

—¡Vamos, chicos! Ernesto os necesita, ¡ha pulsado el *botón de pánico*!

—¡Claro, allá vamos!

Rápidamente dejaba sus libros en la taquilla y se hacía con las llaves del manojo general. Mario, médico de urgencias para estos casos, cogía su bolsa con el material básico, y de una carrera se precipitaban hacia el garaje donde estaba aparcada la ambulancia asignada que Ángel mantenía siempre perfectamente a punto y con el tanque de gasoil lleno. También debía tener revisados los niveles de las dos bombonas de oxígeno portátiles y que estuviese en perfectas condiciones el monitor de signos vitales que medía la tensión arterial, la frecuencia cardiaca y datos acerca de la cantidad de oxígeno en las células.

Debido a los recortes de presupuestos locales, había disminuido el personal de ambulancias, de normalmente tres (técnico, médico y enfermero) a dos, con lo que sobre Mario había recaído también la responsabilidad, cuando la situación lo requería, de camillero, labor que hacía con gusto, sobre todo al ir acompañado de su amigo, al que quería como un hermano. También era cierto que, siempre que podía utilizarse una silla de ruedas, Ángel lo prefería; respetaba mucho a su compañero y su titulación. Aparte, cuando la situación lo requería, se les unía un auxiliar. Y para allá que se dirigían como la única opción de salvación de aquel buen hombre que les pedía ayuda.

—A ver qué tal encontramos a Ernesto… —dijo Ángel con verdadera preocupación, expresando un pensamiento en voz alta más que dirigido a su compañero.

—No te preocupes, verás como todo va bien —respondió intentando dar ánimos y tranquilidad a su compañero—. Aunque esté mayor y su salud sea delicada, es un hombre fuerte y, más aún, terco, decidido a vivir y a seguir quejándose por todo. Además, yo soy el mejor médico que puede atenderlo —terminó diciendo entre risas y lanzándole un guiño a Ángel. Este, aunque no se rio, sí esbozó una ligera sonrisa mezclada con su tensión constante. Empezó a relajarse un poco más gracias a su colega, que siempre sabía decir las palabras justas para calmar la situación cuando se dirigían al lugar de una emergencia. Para no pecar de hermético y cerrado en sí mismo, sacó también un tema de conversación, aunque no tuviera muchas ganas de hablar.

—Sí, seguro que no es tan grave, al menos eso espero… Cambiando de tema, no sabes cómo me absorbe y me angustia el tema de la oposición. Ya no tengo edad para estos trotes mentales. Competir con chavales ambiciosos y con la mente fresca no es algo sencillo, y el hecho de comenzar a resumir, esquematizar, subrayar, memorizar, etc, es como una montaña gigantesca que hay que escalar y se me hace a veces inalcanzable.

—Ángel, tu experiencia debes ponerla en valor, tenla en cuenta. Partes de la oposición las dominas ya con tu trabajo de tantos años, con el día a día. Lo que sí entiendo bien es la putada de que, después de tanto tiempo trabajando en el mismo puesto como interino, ahora saquen tu plaza a oposición entre las cuatro vacantes que se han abierto.

—Dímelo a mí, que ahora no puedo pensar en otra cosa. Tengo mi familia, mis horas de trabajo, mis preocupaciones, en fin, que no puedo dedicarme ocho horas al día a estudiar, es imposible. Aunque eso no le importa a nadie. Se supone que todos competimos en igualdad de oportunidades, pero no es cierto.

—Bueno, también es verdad que, superando la fase de oposición y cuando se abra la de concurso, tienes mucho ganado, pues te sumarían los puntos de tus años de servicio y tus cursos, de modo que superarías a cualquier otro candidato.

—Sí, claro, eso es fácil de decir, pero primero hay que aprobar la fase de exámenes, y para ello hay que aprenderse casi una enciclopedia de memoria. Entiendo que se trata de eliminar gente, pero vamos, que es un material que no servirá de nada en el trabajo del día a día.

—Ya, sí, tienes razón, de fácil no tiene nada.

El cielo de la tarde, con anaranjados rojizos y azules violetas, formaba con las nubes en el horizonte historias confeccionadas con dibujos aleatorios fantasmales, como malos augurios pintados en el cielo sobre un lienzo inmenso: osos deformes que se transformaban progresivamente en animales sacados de la más fantástica de las pesadillas, caras sonrientes y ojos desiguales que torcían el rostro hasta formar una mueca horrible y deformada; un mundo daliniano para quien tuviera tiempo e imaginación para observarlo. La ambulancia, como una nave espacial atravesando el tejido del universo, o un barco surcando el océano, se iba acercando a la ciudad. Si el tráfico era denso, pondría las sirenas, además de las luces que ya se movían nerviosamente. Aunque conducía de un modo prudente, no quería tardar ni un segundo más de lo necesario en llegar a casa de Ernesto. La ambulancia penetró en la primera rotonda de un pequeño poblado llamado Mesas de Asta. Fue salir de la carretera nacional y entrar en una ruta de arenilla amarillenta que constituía el resto del camino hasta la vivienda. La ambulancia dio un pequeño salto del asfalto al camino que resultó algo brusco. Ángel tomó la última curva hasta una casa rústica y frenó justo en su puerta, situando la parte trasera del vehículo en la entrada.

Lo primero que podía verse a través de la reja mohosa y estropeada era su pequeño jardín, del que siempre hablaba muy orgulloso, con sus flores nuevas de temporada y árboles frutales: nísperos, naranjos y manzanos, al igual que él, con muchos años ya en sus raíces. Aparte, a la izquierda, un huertecito bien cuidado con tomates, cebollas, patatas, judías verdes y zanahorias para abastecerse lo mejor posible de alimentos básicos. Estaba convencido de que los que vendían en el supermercado contenían todo tipo de sustancias destinadas a empeorar su salud.

Bajaron los dos a un tiempo de la ambulancia y, uno por delante y otro por detrás, introdujeron la camilla en la vivienda por el camino terrizo. Allí estaba él, sentado en su butaca situada en el exterior, descolorida y estropeada por la carcoma, desde la que normalmente observaba largamente el fruto del trabajo que le permitían sus fuerzas, al cual le dedicaba casi todas las horas del día. En ese momento, su aspecto era bastante preocupante: mantenía el brazo izquierdo apoyado sobre el reposabrazos y la mano derecha puesta sobre el pecho con un evidente malestar. Su rostro, endurecido por el tiempo y por una vida difícil y de orden, ahora parecía lastimoso y débil; incluso su digno e imponente bigote lucía pocho. Levantó la vista y esbozó una extraña media sonrisa agradecida.

—¿Cómo está usted, Ernesto? ¿Qué ha pasado? —interrogó Mario observándole desde muy cerca para analizar su reacción, sabiendo además que el tiempo urgía en esos casos—. ¿Qué ha pasado?

—Mira, hijo, me he levantado como siempre, a las seis de la tarde, de mi siesta para regar el jardín y el huerto, mis flores están sequitas, pero me notaba mareado y sin fuerzas, con ganas de vomitar —explicaba el anciano con un hilillo de voz y con grandes dificultades físicas—. Me asusté y pulsé esto —terminó, señalando con el dedo índice el botón de emergencia que tenía en el cuello sin mover la otra mano del pecho, mientras Ángel, con verdaderos signos de preocupación y la mirada fija, le sostenía la mano.

En la cabeza de Mario estaba claro: conociendo su historial y observando que sufría dolor en el pecho, que se había extendido a la garganta, mandíbula, hombros y brazo izquierdo, además del malestar, la confusión, la fatiga intensa, las palpitaciones y náuseas, eran clarísimos síntomas de un infarto. Al momento supo que la situación revestía gravedad y afrontarla con urgencia era fundamental; desde que sufrió la crisis hasta que estuviera en la puerta del hospital no debía pasar más de hora y media, tiempo que ya estaban a punto de rebasar.

—Vamos, Ángel, no hay tiempo que perder —ordenó a su amigo con tono de gravedad y premura.

Plegaron los brazos de la camilla y ayudaron a Ernesto, que miraba hacia los lados extrañamente, a tenderse en ella. Aunque con mucho esfuerzo, el buen hombre podía ayudar mínimamente, cosa que dada su gran envergadura se agradecía, y los sanitarios alzaron de nuevo la camilla con cuidado. Procuraron, no sin cierta dificultad, que no sufriera muchos saltos por el camino sin asfaltar. Lo situaron ante la puerta abierta de la ambulancia. Una vez allí, el resto fue rápido. La introdujeron por completo y Ángel se dirigió rápidamente a su puesto para emprender el camino de vuelta. Mario permaneció detrás con el anciano. Desde su teléfono avisó al hospital para que preparasen una atención inmediata.

Saltándose sus propios protocolos, en esta ocasión Ángel sí pisó a fondo el acelerador, sin importarle lo más mínimo cualquier otra consideración que no fuera la salud de Ernesto. Desde el manos libres de la ambulancia llamó a Mónica.

—Dime, Ángel.

—Hola Mónica, voy para el hospital con Ernesto. ¿Recuerdas? El hombre mayor que ya he recogido otras veces, de quien te he contado las batallitas que me obsequiaba por el camino y con quien tanto me he reído a veces.

—Sí, sí, claro que me acuerdo, ¿qué pasa?

—Bueno, de nuevo lo llevamos para urgencias, pero en esta ocasión no le veo buena pinta al asunto. A ver, ojalá me equivoque. En todo caso, me voy a quedar con él un rato cuando lo pongan en observación, ¿vale? Espero que no te importe. Es que, como no tiene familia que lo acompañe, soy incapaz de dejarle allí solo.

—Qué bueno eres, Ángel, tienes un corazón muy grande. Eres la persona con más empatía que conozco, es por cosas así que te quiero tanto. Claro que sí, no te preocupes, ya me dices. Un beso y ánimo. Espero que lo estabilicen y que pronto vuelva a su casa. Un besazo.

—Un beso, hasta luego.

CAPÍTULO 2

Mario se dedicó a la medicina por vocación, no por ningún otro motivo. Llevaba ya quince años trabajando como médico de ambulancia en el servicio de urgencias. Tuvo que estudiar mucho para poder llegar a su nivel y desarrollar su labor en una ambulancia medicalizada. Estaba capacitado para atender urgencias urbanas, clínicas y metabólicas. Siempre decía que quien le motivó para ser médico fue su madre, que trabajó como enfermera en un gran hospital. Ya de muy pequeño veía sus libros y sus apuntes, y todo ello le generaba un gran interés, siendo al final lo que le llevó a estudiar esa carrera.

Le gustaba mucho poder hacer algo por alguien que no conocía y gracias a su experiencia y conocimientos, a partir de su cuidado, poder atajar situaciones extremas e incluso, en el transcurso de su llegada al punto del suceso y en camino hacia el hospital, revertir la situación.

Atesoraba gran número de experiencias, muchas de ellas muy difíciles y tristes, pero otras muy agradables. Recordaba, hacía poco tiempo, a los familiares de un paciente cuya vida peligraba, que, al llegar a urgencias, se percataron de sus cuidados y mejoría evidente. Con lágrimas en los ojos, le abrazaron, le dieron mil gracias y le dijeron: "Que Dios le bendiga".

A los estudiantes que lo admiraban y querían ser como él, les decía siempre que era un trabajo completamente vocacional, que no terminaba con la preparación meramente laboral, que se trataba de una dedicación para toda la vida, de carrera completa, de dejar comidas a medias, abandonar a la familia en momentos importantes, etc. Era un trabajo que daba grandes satisfacciones y que les iba a hacer más humanos, pero que a nivel económico no estaba lo bien pagado que debiera.

Para él era algo fundamental que, tras cada urgencia atendida, se hiciera un profundo análisis de la situación, estudiarla con los libros, ver en qué aspectos se podría haber atendido mejor al accidentado, hacer una profunda autocrítica, incluso a veces hablar con un psicólogo para desahogarse de experiencias duras como un fallecimiento entre sus manos. Hablar entre compañeros también le resultaba algo muy útil y significativo. Por todo ello, no cambiaría su trabajo por nada.

Llegaron al centro hospitalario, a la zona de Urgencias. Dos celadores se acercaron rápidamente y lo dejaron en observación, pero Ángel no se lo permitió. Eran compañeros suyos de hacía muchos años, y no hubo ningún problema en ello. Él, junto con Mario, condujo la camilla hasta la zona indicada. Una vez allí, se ocuparon de él sin tardanza, dejando a Ángel fuera. El tiempo que estuvo a la espera se le hizo interminable. Tres cuartos de hora más tarde salió Mario algo inexpresivo, como solía mostrarse trabajando, lo que en principio no le condujo a ningún tipo de conclusión. Se aproximó, lo miró con semblante serio y le dijo:

—Ángel, tranquilo, han conseguido estabilizarlo y por ahora lo más que pueden hacer por él es dejarlo en observación a ver cómo evoluciona.

—De acuerdo, me quedaré con él.

A Ernesto lo situaron en un lateral de la gran sala en la que había muchos pacientes, cada cual con un mal particular. Ángel se sentó a su derecha, mientras el anciano permaneció dormido alrededor de dos horas. Tras este tiempo, el conductor de ambulancia estuvo observándolo como si fuera alguien de su familia, incluso durante el sueño. Lo cierto es que Ángel había perdido a su abuelo no hacía demasiado tiempo y, quizás inconscientemente, siempre lo había visto como tal. En un momento dado, el anciano se volvió ligeramente a mirarlo. La impresión que daba era bastante mejor que cuando lo encontraron, cosa que le pareció de agradecer. Le sonrió:

—¿Qué haces aquí hombre? Tendrías que estar en casa con tu mujer. Yo no merezco que esté nadie aquí —le susurró con aparentes ganas de hablar y una vocecilla cascada y débil. Sin darle tiempo a Ángel para responder, continuó—. He cometido muchos errores en mi vida y he hecho siempre lo que me ha dado la gana sin pensar mucho en los demás, y bueno, ahora tengo lo que merezco, la soledad como compañera.

—No sea usted tan duro consigo mismo. Como ve, no está solo, y bueno, todos cometemos fallos en nuestra vida. Ninguno tiene un libro de instrucciones, y no es fácil vivir siendo justo consigo mismo y con los demás.

—Pues, hijo, tú sí pareces tener ese libro de instrucciones —sonrió—, eres un alma buena —y volvió a cerrar los ojos quedando de nuevo adormilado.

Ángel casi se sonrojó tras estas palabras pensando sinceramente que no merecía ser calificado como alguien tan estupendo. De hecho, se consideraba torpe en muchas ocasiones en las que acababa muy insatisfecho con sus decisiones o con las consecuencias de éstas. Por otro lado, había partes de su pasado que tenía que compensar. Muchas veces pensaba en cuál sería la fórmula para lograr un equilibrio entre lo justo y lo injusto, lo decente y lo necesario. Ciertamente, como le decía su mujer: "Cuanto más atento, detallista e implicado te muestras con los demás, más posibilidades tienes de acabar dañado por uno u otro lado. Al intentar contentar a todos, o reclamar una justicia universal, la montaña de lo injusto puede caerte encima y sepultarte".

Al poco llegaron los celadores para conducir a Ernesto a una habitación que ya le habían asignado. Él los acompañó mirando a sus compañeros, entendiéndose tácitamente que les pedía "cuidado en el traslado". Subieron al ascensor y se detuvieron en la cuarta planta. Al salir, Ernesto trató de incorporarse y en ese preciso momento es cuando sufrió un infarto agudo, la crisis más virulenta que nunca había tenido. Empezó a convulsionar con los ojos en blanco, y veinte segundos después se quedó quieto, muy quieto. Rápidamente se lo llevaron para practicarle una reanimación cardiopulmonar de urgencia, pues su vida corría grave peligro. De nuevo, incertidumbre y espera.

Cabizbajo, Ángel observaba aquel amarillento pasillo por el que los enfermos espectrales paseaban como seres del más allá junto con familiares ruidosos, aún a esas horas, que deambulaban de un lado a otro. Ángel empezó a pensar en la vida de Ernesto, en lo que le relató durante los trayectos que habían compartido.

Siempre le contaba que había trabajado en grandes obras de ferrocarril de doble vía, y en carreteras y autopistas de acceso a Galicia. También lo hizo construyendo el hospital de Córdoba, el recinto ferial de esa misma ciudad y varias avenidas principales. Presumía de haber recorrido en todos sus años de trabajo casi siete millones de kilómetros sin salir de España. También de que no era hombre de muchas mujeres, pues en su vida únicamente había habido dos importantes: con la primera estuvo desde los dieciséis años hasta los cincuenta, de la cual decía que había sido su novia, amiga, amante, esposa, compañera y madre de sus hijos, pero que el destino se cebó con ella y, tras un terrible cáncer, se la llevó para siempre. Su segunda mujer era una amiga de toda la vida, a la que conocía desde la niñez, que se hizo cargo de los hijos y la casa sin preguntas ni condiciones, hecho que él siempre destacaba emocionado. Al cabo de los años se acabaron casando. Era una buena mujer a la que Dios se llevó tras un paro cardiaco. Ahora Ernesto era un hombre solitario que vivía de los recuerdos del pasado, que no eran pocos. En la vida había cometido muchos errores, pero no había sido un hombre malo.

El doctor salió tras un tiempo interminable durante el cual Ángel se había zambullido en los recuerdos de Ernesto, y se dirigió a él, al que conocía del día a día y al que, como todos, estimaba muchísimo.

—Hemos conseguido estabilizarlo, pero su corazón está muy dañado… Lo han llevado a la habitación trescientos cuatro. Y bueno…, hazte a la idea de que de esta noche no pasa, lo siento —bajó la cabeza y se fue con paso firme. Le esperaba, pues, una larga noche.

Intentando controlar sus emociones, comprobó cómo los ojos se le llenaban de lágrimas inevitables que rodaban por su rostro contrariado. Se sentó, ocultó un buen rato su cara entre las manos y, cuando se serenó lo suficiente como para ir a la habitación, se levantó y fue a ver a Ernesto. Justo antes de cruzar la puerta de la habitación, tomó aire, revisó que no quedase la más mínima lágrima en sus mejillas y entró. Al pasar rozó sus pies; los tenía helados. Se los cubrió. Le habían puesto una mascarilla para ayudarle en la respiración. Por consejo médico no debía comer ni beber nada. En todo caso, mojarle los labios con un paño húmedo le aliviaría momentáneamente. Eso hizo. Cogió una venda, la mojó con la botella de agua que le había traído, y se la pasó con suavidad por los labios. Al notarlo, Ernesto entreabrió los ojos e hizo una mueca de leve sonrisa con expresión de agradecimiento que llegó al alma de Ángel. Era una imagen honda y plena de amor que no necesitaba palabras. Se acercó a la cabecera de la cama y le cogió la mano.

—Ernesto, esté usted tranquilo, todo va a salir bien. Sea fuerte, que pronto lo llevo de vuelta a su jardín en Mesas de Asta, que sus flores y su huerto necesitan de sus cuidados —le animó con suavidad y la voz quebrada. ¿Qué importancia tenía una pequeña mentira piadosa?

El anciano negó con la cabeza varias veces. Después miró hacia el lado, y dijo, con un susurro más del otro mundo que de este:

—Mamá —y sonrió.

Ángel miró por instinto a su lado, al hueco vacío entre él y la pared. Y recordó que cuando su abuelo estaba a punto de morir, también llamó a su madre minutos antes, pero no con desesperación o deseo, sino con una leve sonrisa inexplicable. "Mamá, mamá, mamá" resonaban en su cabeza una y otra vez, como una esperanza, como un lamento, como la palabra más triste y esperanzada del mundo cuando Ernesto tenía ya tan sólo un hálito de vida. De nuevo, con dificultad, tomó algo de más aire y, si cabe, con más fijeza que la vez anterior, susurró de nuevo:

—Mamá —cayendo su cabeza levemente hacia el lado y dejando en ese momento de respirar, agotándosele la vida en un segundo, empezando a descansar su maltrecho corazón, comenzando a dejar de existir en la realidad y convirtiéndose en recuerdo. Sus ojos quedaron quietos y muy abiertos por encima del hombro izquierdo de Ángel. Este quedó petrificado, roto, hundido, como una estatua de mármol que hubiese caído al suelo. Su cerebro no reaccionaba, su lógica había perdido por unos momentos el rumbo, su visión iba más allá de aquella horrenda y gélida habitación.

—Adiós, amigo —logró musitar despidiéndose de él para siempre.

Sin darse cuenta, aún mantenía asida, sin fuerza pero con firmeza, con su mano la de Ernesto, que soltó con gran suavidad. Cerró sus ojos con ternura y salió de la habitación.

CAPÍTULO 3

Por el pasillo de salida del hospital, Ángel empezó a sentirse débil. Instintivamente se llevó la mano al corazón, y notó cómo le latía con rapidez y fuerza. Sintió un ligero mareo y debilidad, pero se le pasó pronto. No era la primera vez que le ocurría. Se llevó un pequeño susto, pero como fue cuestión de cuatro o cinco segundos, tras sentarse un poco y recuperar las fuerzas y la estabilidad salió, cogió su coche particular y se fue a su casa.

El camino de vuelta del Hospital de Jerez hasta su vivienda en Guadalcacín se le hizo extraño. No podía dejar de pensar en Ernesto diciendo "mamá" mientras miraba justo a su lado. Él, que era bastante escéptico en los temas paranormales, se preguntaba por qué había dicho eso, a qué obedecía esos ojos fijos en el vacío. ¿Vio realmente a su madre en aquel momento? Lo más lógico era que, apagándose sus órganos, y junto a ellos el cerebro, cada vez con menos riego empezase a funcionar erróneamente, a dar señales inexistentes, pero… su abuelo también dijo lo mismo y con igual expresión. ¿Coincidencia?

En esos pensamientos fue viajando su mente durante el trayecto. La autovía se desviaba por una carretera por la que cincuenta años atrás había circulado un tren. Por eso aún se la llamaba la Carretera de la Vía. Aunque estaba muy mejorada respecto a años atrás, seguía poco iluminada. En ella se abrían caminos a izquierda y derecha como puertas a agujeros tenebrosos. Al llegar al final de la misma, tomó a la derecha, pues allí quedaba su casa, tranquila y separada, en medio de ninguna parte. Aparcó el coche y, al mirar por el retrovisor, justo antes de bajar, le pareció ver a Ernesto. Fue la impresión de un segundo, como su silueta. Aunque ese pensamiento le sobresaltó un poco, no le hizo mucho caso; con él en su cabeza sin cesar, era fácil verlo por todas partes.

Ya en casa, le explicó todo a Mónica y ella le consoló como pudo. En el fondo, llamaba su atención la extremada sensibilidad que su marido sentía en ocasiones por pacientes con los cuales realmente no tenía ninguna conexión profunda o directa, más allá de los traslados a urgencias o de vuelta a su casa. En todo caso, era algo de lo que se sentía muy orgullosa y llevaba a gala. Aparte de esto, Ángel le comentó también el pequeño episodio de debilidad que sufrió a la salida, al que no daba mucha importancia.

—¿Cómo que no le das importancia? Eso hay que examinarlo y, si en efecto no es nada, que lo diga el cardiólogo. Recuerdas que en los últimos cinco años has sufrido dos desmayos, ¿no?

—Mujer, pero eso ya lo aclaró el médico de cabecera; fueron bajadas de azúcar.

—Claro, bajadas de azúcar porque nunca has ido a una revisión cardiológica. Si te la hubieran hecho, quizás el diagnóstico podría haber sido bien distinto. Mira, te voy a decir algo que a lo mejor te duele, pero se lo debes a Ernesto: él llevaba muchos años con su enfermedad de corazón, la cual se le agravó en gran medida por irlo dejando año tras año. Quiero estar muchos años contigo sin miedo a que te pueda ocurrir algo. Es algo importante, cariño.

—Vale, de acuerdo, iré —respondió Ángel, ante argumentos tan indiscutibles y contundentes.

Se fue a la cama y, entre los brazos de su mujer, dejó caer algunas lágrimas silenciosas cuando ella se durmió (o, al menos, él creyó que eso eran), hasta quedarse él también profundamente dormido.

CAPÍTULO 4

ras una cita con el médico de cabecera, empezaron a hacerle pruebas cardiológicas en el hospital, su lugar de trabajo. No faltaron las bromas de sus compañeros al verlo ahora como paciente. Entró en la consulta donde le atendió la auxiliar. Primero le puso seis electrodos en el pecho, dos en las piernas y otros dos en los brazos para proceder a realizarle un electrocardiograma; luego, lo situó de lado en la camilla. Poco después el cardiólogo, untándole un gel viscoso en el pecho, le realizó la ecocardiografía.

Cuando fueron a recoger los resultados, el doctor Alba le formuló bastantes preguntas acerca de la posible existencia de antecedentes familiares con problemas cardiacos. Ángel se paró a pensar y recordó que su abuelo murió de un paro cardiaco fulminante, y su padre tuvo algún achaque al respecto, aunque nunca de gravedad; de los demás miembros de su familia, no tenía ni idea acerca de su historial médico.

—Entonces, ¿su abuelo murió por una parada cardiaca? —preguntó el doctor mientras tecleaba su ordenador—. ¿Y usted no ha notado nada en su día a día, alguna molestia significativa?

—Pues, bueno, sí, cuando hago algún cambio brusco de ritmo siento palpitaciones, pero no hago mucho caso porque se pasan pronto y son más bien esporádicas. También es cierto que en mi familia somos algo reacios con el tema de ir al médico.

—Entiendo. Pues mal hecho —respondió el doctor de forma contundente—. ¿Entonces usted no sabe que padece una cardiopatía hipertrófica?

Ángel permaneció en silencio unos segundos con los ojos muy abiertos ante ese diagnóstico, que a sus oídos le sonaba a algo terrible.

—No, no sabía nada, la verdad; realmente es la primera vez que me hago pruebas en este sentido. ¿Es algo grave? —preguntó con algo de temor sabiendo que, si no lo decía él, lo haría su mujer, con esas u otras palabras.

—A ver, le explico. Digamos que el músculo del corazón, que es el miocardio, en su caso es más grueso de lo habitual, vamos, que tiene un corazón grande —miró a su mujer con media sonrisa y expresión cómplice recordando las veces que ella le decía esas mismas palabras—, con lo que en ocasiones no bombea bien la sangre, tiene dificultades para funcionar con normalidad y esto causa arritmias y taquicardias. Así que, para terminar con las pruebas, en breve le vamos a poner un Holter que llevará durante veinticuatro horas. Es una prueba muy completa y significativa.

—De acuerdo, doctor —acató Ángel, bajo la mirada insistente de su mujer que le decía con total claridad sin expresarlo: "¡Te lo dije!".

Por los pasillos del hospital, el cardiólogo en prácticas, el doctor Conde, se quedó mirando a Ángel con gran curiosidad, seguramente confundiéndolo con alguien.

Dos semanas después regresaron a la consulta a que le pusieran el Holter. Todo esto era una gran novedad para Ángel; más bien, un fastidio. Por un lado, tener que acudir tantas veces al médico era una lata monumental y, por otro, tampoco le hacía ninguna gracia faltar a su trabajo, aunque su ausencia estuviese perfectamente justificada. Pero qué le iba a hacer; al fin y al cabo, era Mónica la más responsable, pues se encargaba de que no faltase a ninguna cita. Así que allí estaban de nuevo, entrando por el hospital: su mujer, decidiendo lo que había que hacer y él, con expresión de hartazgo.

En la misma consulta que las veces anteriores, tras un buen rato de espera, la chica dijo su nombre y él entró solo. Como en una de las pruebas que le hicieron la vez anterior, le colocaron ocho electrodos estratégicamente, algunos de los cuales, la auxiliar tuvo que asegurarlos con un esparadrapo, porque con el vello se despegaban y tenían que aguantar veinticuatro horas. Aparte de los parches con electrodos, de cada uno de ellos salía un cable que iba hasta una especie de grabadora, nada discreta, por cierto, tipo *walkman* de los noventa. Le enganchó el Holter al cinturón del pantalón y ya estaba colocado. Ángel preguntó si necesitaba reposo al llevar aquel aparato, pero no, le dijo que debía hacer una vida completamente normal, bueno, lo normal que le permitiera llevar aquel artilugio y aquellos cables tan molestos.

No iba a conducir, aunque no se lo impedían, ya que sería demasiado molesto con el Holter puesto, pero adonde sí iba a ir era a la zona oncológica infantil a la que acudía regularmente a ayudar o entretener a los pacientes que lo requerían. Era parte de su rutina, de su necesidad, y nada se lo contraindicaba. Al día siguiente, se dirigiría como todos los sábados a la zona oncológica infantil, experiencia que le aportaba grandes lecciones por parte de personas muy jóvenes. Durante su estancia allí admiraba profundamente la fortaleza para afrontar sus duras y crueles enfermedades, la valentía y el coraje que desplegaban ante sus ojos, con entereza ante la vida, luchando sin excusas ni teatros. Había que tener en cuenta que las familias, en esta situación, llevaban una rutina hospitalaria durísima, así que los voluntarios como él servían también para que estos pudieran descansar, al menos por unas horas. Además, los niños agradecían mucho cualquier pequeña cosa que se hiciera por ellos.

A las once y media llegaron los voluntarios. En cuanto los vieron entrar los niños, los recibieron con una amplia sonrisa; sabían que llegaba el entretenimiento. Cada uno se sentaba con tres o cuatro niños en mesas redondas cercanas a las camas para consagrarse a sus juegos. En esta ocasión, Ángel les retó a una partida de parchís. Ellos accedieron encantados. Con él se sentaron Alfonso, Lola y Paula. Alfonso era el último que había llegado a la sala. Tenía once años y ya el tratamiento estaba causando que el cabello se le cayese. Se notaba que aún no había aceptado por completo que le hubiera tocado a él algo tan terrible. Lola, por su parte, era una niña alegre que siempre ofrecía su mejor sonrisa; era una personita que brillaba con luz propia. Ya llevaba unos meses luchando contra la enfermedad con valentía y decisión, sin llantos ni vacilaciones, algo admirable para él, que se sentía mucho más débil que cualquiera de ellos. Por último estaba Paula, niña algo más reservada que los demás y que llevaba bastante tiempo en esa zona. De aspecto débil, su mal estaba muy avanzado y los dolores la acompañaban como una cruel y terrible punzada constante.

—¡Vamos, chicos, hoy estoy dispuesto a daros una paliza al parchís!

—Eso ya lo veremos —contestó retador Alfonso.

—Bueno, el que pierda que no se ponga a llorar, ¿eh, Lola?

Lola le respondió con una de sus bellas sonrisas:

—Ya veremos, flacucho, a ver quién llora al final.

Paula se acercó con cierta dificultad llevando el gotero, con su base metálica de ruedas, hasta la mesa, y con su vocecilla débil dijo:

—Anda, callaos ya, que aquí la que va a daros caña a todos voy a ser yo.

Todos la aplaudieron, pues se alegraron mucho de que ese día estuviese de buen humor, ¡era genial!

La mañana fue transcurriendo entre bromas, juegos y charlas. Ángel les contaba, para amenizar la sesión, historias fantásticas y tremendas que se inventaba y que a ellos les encantaban, aunque sospechasen que no eran del todo ciertas.

—Pues, ¿sabéis? ¡El otro día intentaron robarme la ambulancia!

—¿En serio? —preguntó Lola con los ojos muy abiertos.

—Pues sí, en serio, no veáis el susto que me llevé. Imaginad que aparco donde siempre, y veo a un hombre disfrazado de payaso que se acerca a la puerta del conductor, ¡a mi puerta! —Alfonso lo miraba con cara escéptica y expresión divertida; Lola, con su sonrisa de oreja a oreja, escuchaba atentamente; mientras, Paula parecía escandalizada—. Pues el payaso empieza a intentar abrir la puerta, y no sé cómo lo consiguió, ¡pero lo hizo! Se subió a la ambulancia y la arrancó. ¡Imaginad bien la escena! Iba con sus zapatones, su traje de rombos de colores, la peluca roja de pelo rizado y la nariz puesta. Pues bien, yo llegué corriendo hasta la ventanilla del conductor y le pedí que la bajara. ¿Y sabéis qué hizo? En vez de bajarla, empezó a sacar de su boca un trapo larguísimo de todos los colores. Después, bajó la ventanilla, me acercó la mano y sacó de detrás de mi oreja una moneda dorada, y otra y otra. Era increíble. Como yo había llamado a la policía, cuando llegaron los agentes, le quitó la gorra a uno de ellos y de su interior sacó un conejo blanco. Increíble, ¿verdad?

—¡¡Anda ya!! —gritaron los niños, muertos de risa—. Todo eso te lo estás inventando.

—No, no, qué va. ¿Y sabéis qué respondió cuando el policía preguntó por qué lo había hecho?

Los tres le insistieron en que les contase el motivo por el que había hecho algo tan raro y sin explicación.

—¡Pues les dijo que esa mañana se había levantado con ganas de hacer una payasada!

Las risas sonaron por toda la sala y la broma del payaso dio el juego suficiente como para durar las dos horas que estuvieron allí juntos divirtiéndose, olvidando sus terribles enfermedades, sus dolores constantes. Llegaron los familiares y uno a uno le dieron un fuerte y afectuoso abrazo a Ángel; siempre le decían que cuando venía hacía felices a los niños, los cuales se pasaban toda la semana esperando su llegada. Esto llenaba el corazón de Ángel, a quien no le parecía que les estuviese haciendo un favor; más bien, se sentía agradecido por tener la suerte de contar con aquellos pequeños como amiguitos de juegos, de compartir ese tiempo con ellos. Salía de allí reforzado, exultante, sonriente, en deuda con ellos, con las pilas cargadas para toda la semana.

CAPÍTULO 5

El lunes, a primera hora, recibieron una llamada del hospital, de cardiología. Les dieron cita para esa misma mañana. Tanta prisa puso muy nerviosa a Mónica. La única explicación que justificaba algo así era que hubieran encontrado algún indicio de gravedad en las pruebas, sobre todo en el Holter. Rápidamente avisó a Ángel, que ya se dirigía al hospital, a la zona de ambulancias. Le dijo que avisara para que se organizasen sin él, y que se volviera a recogerla, que les habían dado cita telefónica para las once de la mañana. Eso hizo Ángel: llamó a la central, habló con Pablo, el jefe de personal, que le dijo que no se preocupara, y se volvió resoplando, a ver qué pasaba ahora.

Llegaron a las once y cinco, pero aún no les tocaba entrar, ya que la consulta iba con veinte minutos de retraso. Cuando pudieron al fin entrar, allí estaba el doctor Alba con gesto relajado y, tras él, en segundo plano, un facultativo en prácticas, un tal Dr. Conde Ruz, según ponía en la placa identificativa.

—Buenos días. Siéntense, por favor —les invitó con su sonrisa acostumbrada, signo inequívoco de una cercanía que se agradecía—. Ángel Díez, ¿verdad? —dijo, mirando la pantalla del ordenador.

—Sí —afirmó Ángel secamente.

—Muy bien. Eeeh… miro un momento los resultados de sus pruebas… Sí, aquí están. A ver, no tienen por qué preocuparse, no hay nada de gravedad —Mónica resopló esperando la continuación de la frase—, pero durante las veinticuatro horas del Holter hemos podido observar, según el informe con los datos recogidos, varios latidos que podríamos clasificar como peligrosos y, bueno, digamos que en un momento dado pueden causar muerte súbita. Así que, como usted es joven, tiene sólo cuarenta y cuatro años, le aconsejamos ponerse un DAI.

Guardó silencio durante unos segundos les miró como si realmente debieran saber qué significaba aquel acrónimo misterioso.

—El DAI es un desfibrilador automático implantable —explicó al ver sus caras dubitativas—. Un pequeño dispositivo recubierto de titanio que ayuda al corazón a funcionar correctamente cuando este presenta algún episodio anómalo. El problema suyo es que en ocasiones sus ventrículos no siguen el ritmo estable que deberían, con lo que la sangre puede dejar de fluir correctamente, y eso es peligroso. El DAI es un salvavidas, un seguro para el corazón y así es como os lo tenéis que tomar. Ángel, su vida, por lo que me explicaron los compañeros que le atendieron antes que yo, es perfectamente normal, pero tiene esta pequeña complicación, y bueno, es por ello que le aconsejamos el implante. No es ninguna operación grave ni complicada, no debe preocuparse por eso. Se coloca justo debajo de la clavícula izquierda y un cable electrodo conectado al DAI se introduce en la vena subclavia hasta el corazón. Todo ello con anestesia local durante la operación y dos o tres días como máximo de hospitalización.

Mónica y Ángel permanecían en silencio, abrumados ante tanta información.

—Bueno —comentó al poco Ángel—, si yo hace años que no tengo prácticamente ningún síntoma y el porcentaje de riesgo no es muy alto, ¿es realmente recomendable? —argumentó en un último intento de librarse del mal trago.

—A ver, nadie le va a obligar a hacerlo —Ángel miró a Mónica sonriendo por un instante, como diciendo que eso no era del todo cierto—, pero digamos que usted tiene un porcentaje aproximado de un diez por ciento de sufrir en algún momento un paro cardiaco. Si el porcentaje no le parece alto, le diré que miles de personas mueren anualmente en todo el mundo por esta causa tomada como habitual, aunque en muchos casos, como en el suyo, podría evitarse.

—Y si firmamos ahora el consentimiento, ¿cuánto tiempo podría tardar en llegarnos la cita para el ingreso hospitalario y la implantación? —preguntó Mónica, concretando y dándolo ya todo por firmado.

A todo esto, el doctor en prácticas tomaba notas de lo que allí se hablaba, mientras miraba a Ángel de hito en hito, casi sin pestañear, y mantenía una actitud completamente concentrada y seria, mostrando una implicación incluso mayor que la del propio titular. Resultaba extraña su presencia, como si no perteneciera a la escena que se estaba produciendo. Y el doctor, por su parte, parecía como si no le viese, pues apenas le hablaba o le miraba.

—A ver, esto va a ser más bien rápido; en los casos en los que se ve conveniente implantar el DAI se actúa sin dilación: cuanto antes, mejor —aseguró, mirándoles—. Bueno, si lo tenéis claro, os paso la documentación para que la leáis y firméis.

Para Ángel todo estaba yendo demasiado rápido y se precipitaba como por un río en pendiente cuya dirección o fuerza no controlaba. Él no tenía tan clara su disposición, en breve, a situarse en una mesa de operaciones y modificar su cuerpo para siempre llevando un implante, claro que no, pero se sentía apremiado por la preocupación asfixiante de Mónica y el rostro de Ernesto sufriendo, quizás por no haber tomado nunca precauciones, por no haberse preocupado nunca por su salud. Tuvo la sensación de que había llegado el momento de decidirse, que mejor ahora que demasiado tarde, y bueno, valor y adelante.

—Lo haré, lo firmaré —contestó decidido tras unos instantes de vacilación. Mónica, con una expresión orgullosa y feliz le cogió la mano, y el Dr. Conde Ruz, el médico en prácticas, sonrió por primera vez en toda la sesión con una mueca extraña, como si lo hiciese más para sí mismo que por nosotros. Por primera vez el doctor Alba se dirigió a él.

—Haz el favor de acercar la documentación —le ordenó en tono poco amistoso, pero educado.

El asistente la extrajo de debajo de unos papeles, y se la acercó a Ángel que empezó a hojearla más que a leerla detalladamente. Iba a hacerlo, estaba decidido y no iba a detenerse en cada precaución, norma o consejo que allí constaba: él se moría de ganas de salir de allí. Pidió un bolígrafo y, bajo la mirada de los doctores y de su mujer, firmó sin vacilar. Ya estaba hecho, no había vuelta atrás. Se lo entregó al especialista y, tras una despedida cortés a la que el doctor en prácticas no reaccionó, se fueron de allí. Ahora todo se reducía a esperar la llamada. En adelante, la idea de la operación no se le quitaría de la cabeza ni un segundo.

CAPÍTULO 6

Desde el bachillerato, Anubis Conde tuvo muy claro que se inclinaba por las ciencias de la salud. Se había decantado por sanar a las personas, pero su interés era completamente científico: le llamaba poderosamente la atención el complejo funcionamiento de los organismos, desde las células hasta el mecanismo titánico de un corazón latiendo treinta y cinco millones de veces por año, o la conexión eléctrica de millones de neuronas gobernándolo todo. Adentrarse en ese mundo era descubrir todo un universo increíble e inabarcable del que, cuanto más aprendía, más dudas le surgían; sin embargo, esta curiosidad suya no tenía límites. Pensaba en la enorme variedad de células especializadas del organismo organizadas en estructuras cada vez más complejas... ¡era apasionante! De las células a los tejidos, y de éstos a los órganos constituidos por diferentes tipos de estos tejidos adoptando disposiciones particulares y funcionando de manera coordinada, y de ahí al corazón, que era el órgano sobre el que quería saberlo todo.

Al contrario que cualquiera que pretendiera hacer la carrera de medicina, su interés por salvar a otras personas de la muerte o de mejorar sus vidas no era lo que más le interesaba, aunque como es lógico esto era algo que no debía expresar públicamente. Tampoco había ninguna necesidad de hacerlo.

Siempre había mantenido una buena relación con sus compañeros de clase y con sus profesores. Era cortés, educado y correcto. Estudiante brillante y solitario, se adaptaba con enorme facilidad a los demás para su propio provecho. Realmente, hacer muchos amigos no era ni una necesidad ni un objetivo para él, pues no necesitaba realmente a nadie. Cuanto más autosuficiente fuese, mucho mejor: ese era su primer objetivo, su línea continua. Más de una vez había perdido por completo el contacto con supuestos buenos amigos o compañeros por el simple hecho de no necesitarlos, ni directa ni indirectamente. Los demás debían aceptarlo como era, también él lo hacía. Las personas en general le resultaban insulsas, triviales, simples. El hecho de no necesitar a nadie, de ser tan independiente, lo llevaba en muchos casos, en que por motivos de formar grupos de clase lo requerían, a ser un líder manipulador eficaz. Su personalidad, por diferente e intensa, atraía mucho a los demás.

En sus años de instituto, se codeaba con algunos compañeros con los que iba rotando su compañía. No tenía ningún apego real hacia ninguno de ellos, pero para ciertos trabajos, en ocasiones, le resultaban útiles. Respecto a los profesores, los veía como a personas aburridas y repetitivas que tenían imágenes deformadas de sí mismos, con un enorme ego absurdo, y también de sus alumnos, a los que sabía que clasificaban con una simpleza y falta de criterios totales. También ellos eran manipulables y útiles.

Aún recordaba a aquella profesora de Historia Universal, Doña Concepción, o Concha, como a ella le gustaba que la llamaran, que se había fijado especialmente en él, cosa que no le resultaba nada cómoda. Un día, en clase, se había propuesto generar un debate acerca de qué bando preferían los alumnos en la guerra civil española. Dedicó mucho tiempo a explicar en profundidad la situación socioeconómica y política que precedió el conflicto, el levantamiento, la guerra y los años de posguerra. Prácticamente, la clase se dividió en dos grupos que se espetaban a gritos cuáles eran los "buenos" y cuáles los "malos". Era fácil ver que el germen de la violencia y de la guerra está en lo más hondo de todas las personas.

La profesora, al ver que él no se involucraba, le hizo una pregunta directa:

—Bueno, Anubis, estás muy callado y sé que tú eres de esas personas que tienen una opinión respecto a todo. ¿Qué piensas tú?

Los compañeros, que lo veían como un chaval complejo, se volvieron a mirar su cara, su gesto, su respuesta.

—Pues, mire usted, yo no me sitúo al lado de ningún bando: mi grupo lo genero yo, y que los demás se adapten a él. En las guerras se mata por intereses, por dominar, por humillar, por revanchas, por mentiras. No me identifico con ninguno de ellos.

Concha se quedó contrariada, y por unos segundos no supo qué respuesta darle, porque, por un lado, no se mojaba y, por otro, había dicho en una frase verdades muy grandes y profundas que se salían del contexto de lo que se estaba planteando allí.

—Muy bien, Anubis, tienes un pensamiento claro e independiente; eres un escéptico, pero lo siento, en mi clase tienes que seguir el trabajo común, no te queda otra, al menos si quieres aprobar conmigo —le dijo, llena de ego y prepotencia.

—Lo que usted diga —atajó él secamente para terminar, ante la expresión resabiada de ella.

A partir de aquel momento, Anubis dejó de estudiar su asignatura y se propuso a sí mismo que la aprobaría sin estudiar. Se negaba a hacerlo, así que los exámenes los entregaba en blanco como signo de rebeldía, cosa que enfurecía a la profesora, ya que en el resto de asignaturas no bajaba de sobresaliente. Bueno, la suya sola no, también suspendía religión, hora que disfrutaba desquiciando a la profesora mojigata que impartía la asignatura. Pero no le preocupaba, no le suspenderían por ésta. Cuando llegaron los exámenes finales de recuperación, iba muy preparado. Habían juntado a los suspensos de historia en los tres bachilleratos. Él se situó al fondo izquierdo del aula. Sabía que aquella profesora organizaba los exámenes por bloques, de los cuales había que explicar extensamente los contenidos y sus relaciones históricas. En casa se había preparado varios folios con secciones de contenido concretos muy bien trabajados. Justo antes de empezar el examen, colocó su carpeta abajo, entre la mesa, en su lado izquierdo, y la pared, con lo que quedaba ligeramente abierta y bien escondida por su cuerpo. La cuestión era simple: sabía perfectamente que, con lo inquieta que era, estaría moviéndose de un lado para otro, acercándose a compañeros por si precisaban su ayuda, etc. Fríamente, con precisión quirúrgica, aprovechó que ella fue al principio del aula a responder una duda que un compañero tenía acerca de una pregunta, al lado de la puerta, para bajar uno de sus folios verticalmente —tenía dos sobre la mesa—, y sacó el tercero que tenía preparado, el de la Reconquista, de la carpeta semiabierta. Fue cuestión de dos segundos, una subida de adrenalina. Una vez sobre la mesa, puso su nombre y curso. Estaba redactado con letra pequeña, por lo que su aspecto era impecable. Cuando acabó la hora y ya prácticamente todos habían entregado sus exámenes, él se levantó y se fue hacia ella a entregarle la hoja. Era el último examen de junio, la única materia que le quedaba suspensa, el último obstáculo antes de la universidad. Ella le miró fijamente, muy seria, sosteniendo la hoja sin mirarla. Él se la aguantó sin inmutarse ni rebajarse. Después, ella miró someramente su examen y enseguida percibió que estaba muy bien presentado, redactado y completo. Tendría que aprobarlo sin duda, a su pesar.

—Adiós, Concha, gracias —se despidió de ella con una extraña sonrisa, antes de abandonar la clase. La profesora se quedó descolocada, como si ella fuera la alumna, como si aquel chaval escondiese algo. Se sintió humillada, sin saber exactamente por qué. La venganza de Anubis fue completa, y su satisfacción al hacerlo así, también.

En sus años de facultad empezó a pensar frecuentemente acerca de la muerte y el proceso de morir. No era un pensamiento muy feliz, no; a nadie le gusta elucubrar con su fin. La sociedad había puesto a los moribundos en cuarentena, encerrándolos en hospitales y hospicios y convirtiendo la muerte en algo casi obsceno. Todos sabían que estaba ahí fuera, acechando desde el horizonte. Pero Anubis pensaba que en sus manos estaba retar a la muerte, vencerla utilizando sus conocimientos y la última tecnología. Para ello, necesitaba poseer un saber profundo acerca del cuerpo humano desde dentro. Como su objetivo final era titularse como doctor especializado en el motor fundamental del cuerpo, el corazón, debía conocer milimétricamente este órgano y los espacios circundantes para resultar lo más eficaz posible en su empeño.

Durante esos años de formación, pudo desarrollar por completo toda la curiosidad que sentía acerca de la complejidad del cuerpo humano. Se rodeó de un grupo de amigos con grandes necesidades empíricas y pocos límites, a los que, como a él, las fotos de los libros o las explicaciones teóricas les resultaban del todo insuficientes. Llegaba la hora de trabajar con cadáveres y estaba perfectamente dispuesto a ello, es más, lo estaba deseando. En cuanto el profesor abrió la posibilidad de trabajar con cuerpos reales, pidió varios voluntarios para dicha tarea. El objetivo era realizar un trabajo en profundidad acerca de diferentes partes de un cuerpo y exponerlo a los compañeros. En principio, no era algo obligatorio, ya que se respetaba la sensibilidad y la moral de cada estudiante, sino algo que se trataba con sumo respeto y cuidado. Anubis y sus amigos levantaron la mano sin dudarlo y fueron apuntados por el profesor para realizar el trabajo. El resto de compañeros se quedó mirándolos en silencio y con un asombro extraño y chocante, sin entender muy bien el porqué sonreían levantando la mano para diseccionar cadáveres. ¿Dónde estaba la gracia?

Quedaron todos a las cinco de la tarde para ir al sótano de la universidad, una zona dedicada a conservar cadáveres para las prácticas médicas de los estudiantes que lo necesitaran. El primero en llegar, aparte del profesor supervisor que abrió la puerta, fue Anubis, que prácticamente coincidió en la entrada con Jairo, el compañero de complexión ancha y músculos desarrollados que solía caracterizarse por una seriedad y una laboriosidad constantes.

—Buenas, Anubis. A ver si los demás no tardan mucho.

—Eso espero —contestó el otro sin mirarlo.

Poco después llegaban Martina y Lidia, que se habían citado en casa de la primera para ir juntas a aquella interesante fase práctica de sus estudios. Martina venía, como era frecuente en ella, perfectamente peinada, con el cabello liso sobre los hombros y un atuendo más sexy que práctico, con un pantalón vaquero ajustado y una camisa rosa. En un principio podría parecer que no encajaba demasiado en un grupo así, pero el hecho de ser una estudiante brillante, inteligente y en ocasiones, atrevida, suponía un interesante contrapunto. Completamente opuesta a Lidia, Martina era una chica con indumentaria de estilo gótico y personalidad igual de negra que su ropa. Poco habladora y de natural pesimista, se apuntaba a cuanto pudiera suponer un reto fuera de lo cotidiano, a todo lo que satisficiera su necesidad de oscuridad.

—Hola, chicos —saludó Martina con una sonrisa—, ¿qué tal?

—Bien —contestó Anubis secamente—. Esperemos que Juan no tarde mucho, ya son y cuarto.

A las cinco y veinticinco llegaba Juan, andando rápido y saludando, aunque a la única que miró cuando lo hacía fue a Martina. Era un chico delgado y alto que siempre estaba de broma, cosa que a los demás no les hacía mucha gracia. Más de uno de ellos sospechaba que se apuntó sólo porque estaba colado por Martina pero, bueno, ponía la nota de humor y relajación, ante personalidades tan oscuras como las que tenían algunos de sus compañeros. No estaba claro que fuese a terminar la carrera, porque parecía que el estudio era algo secundario para él. De familia adinerada, su futuro se le presentaba sin muchos problemas.

—Perdón por el retraso, es que me he quedado dormido —se excusó sonriendo ante las miradas serias de los demás.

—Vamos, que debemos empezar con el trabajo. ¿Habéis pensado algo concreto? —preguntó Anubis a los demás.

—Yo, cagarme de miedo —dijo Juan, entre burlas y veras.

—Quiero profundizar en el conocimiento del cerebro, creo que es el órgano que controla y ordena todo el organismo. Me gustaría diseccionar alguno, ya sabéis que quiero ser neurobióloga —contestó Lidia con seguridad. Sus ojos pintados quizás de un negro excesivo infundían un aspecto siniestro y respetuoso a sus palabras.

—Si no te importa, yo también quiero hacer eso. Me gusta tu punto de vista. No tenía nada pensado, pero me atrae tu idea —dijo Jairo, mirándola. Ella se encogió de hombros como diciendo: "como quieras".

Sin más debate, se dirigieron a la sala. El conserje les miró con cara de pocos amigos, casi como a monstruos irrespetuosos por disponerse a practicar con cadáveres. A ninguno de los presentes pareció importarles. Al entrar, se pusieron las batas blancas y las mascarillas. El profesor supervisor estaba ya sentado tras la pantalla de un ordenador con cierta desgana.

—Martina, ¿tú en qué vas a centrarte? —preguntó Juan, intentando disimular su interés pero sin cejar en su empeño.

—Pues me gustaría hacer un trabajo sobre el páncreas. Para ser endocrinóloga es necesario conocerlo bien. Por cierto, y tú, ¿qué interés tienes?

A esto, Lidia, que seguía la conversación, contestó rápida y seria, aunque con mucho humor, algo no muy frecuente en ella:

—Martina, su interés eres tú, hija, ¿no es evidente?

Los demás comenzaron a reírse estentóreamente. Esa respuesta la habían pensado todos, pero ella fue la única en decirla en voz alta. Juan se puso rojo y Martina, satisfecha al comprobar hasta qué punto atraía a Juan (el cual no supo que decir), dejó la charla.

Llegaron a la gran puerta que daba acceso a la sala. Anubis la abrió lentamente, de forma casi misteriosa, guardando un respetuoso silencio. Al traspasar el umbral, todos quedaron mudos. Había cuatro cuerpos yacientes con los ojos cerrados. Dos mujeres y dos hombres delgados.

—Parece que los cuatro conservaban una buena figura —comentó en tono de broma Juan, a lo que Anubis contestó con gran seriedad:

—El cuerpo humano sufre varias transformaciones después de la muerte, entre ellas la saponificación de ciertos tejidos grasos. Además, quedan deshidratados.

Tras la respuesta, los cuatro se miraron asombrados y perplejos. Parecía más la respuesta de un profesor que la de un compañero, eso sí, con la seriedad de un enterrador.

Los cadáveres eran viejos y ya habían sido diseccionados. Estaba claro que no les iban a facilitar a ellos, estudiantes principiantes, otro tipo de "material". Por culpa del calor, el olor era nauseabundo, pero no esperaban otra cosa; para eso estaban las mascarillas. Aun así, casi todos pensaron que era una suerte el hecho de estar allí, porque había un mundo de diferencia entre lo que se podía apreciar en un atlas ilustrado de anatomía, con sus colores y líneas bien definidas, y la realidad en bruto.

Jairo y Lidia se dirigieron al cadáver número uno, al que ya le faltaba la bóveda craneana. Martina, por su parte, fue hacia la mujer mayor que había tendida junto a la ventana, la cual aún no tenía explorado el torso, e indicó a Juan que él se fuera al que había al lado. De esta manera, ni lo tenía encima todo el tiempo, ni demasiado lejos tampoco. Anubis se ocuparía del número cuatro. Cada cual situó su material quirúrgico al lado de su zona de trabajo.

Lo primero que hizo Lidia, gracias a que su cadáver tenía ya quitada la bóveda craneal, fue diseccionar con sumo cuidado los dos hemisferios del cerebro con una incisión sagital incompleta. Quería que pudiera abrirse por el centro con unas pinzas y observar con atención el interior. Pidió a Jairo si podía grabar con el móvil la incisión. Este, con la cara pálida como el mármol ante lo que estaba haciendo Lidia sin apenas alterarse, sacó su teléfono y activó la cámara.

—No lo acerques demasiado para que yo pueda trabajar bien, ¿ok?

Él movió la cabeza afirmativamente mientras comenzaba la grabación. Ella, en voz alta pero suave, fue haciendo algunos comentarios para que quedaran claros en el vídeo. Separó con dos pinzas ambos lados del cerebro diciendo:

—¿Ves? Cuando separo por el centro, podemos observar los dos ventrículos cerebrales, uno en cada hemisferio. Están huecos y llenos de líquido. Aparte, esta masa blanca corresponde al trígono cerebral. —Poco a poco parecía que Jairo iba llegando al límite de su capacidad de observar.

Martina, antes de proceder a dividir el abdomen cerrado, cogió un rotulador para marcar en el cuerpo la zona a la que pretendía acceder. En primer lugar, señaló el reborde costal con dos líneas del centro hacia los laterales; luego, una horizontal por la parte inferior del esternón, y otra por la parte más inferior del reborde costal. Bajo la parte central, el epigastrio, sería donde practicaría la incisión. Así que se puso manos a la obra. Con mano firme hundió el bisturí abriendo la zona inferior al estómago con un corte de unos diez centímetros. Ya Juan, que no quitaba ojo de encima, se había quedado petrificado; no la miraba con atracción, no: la observaba pasmado y con un cosquilleo creciente que iba subiendo desde sus pies hasta el estómago. Él apenas había avanzado en lo suyo. Cuando ella introdujo la mano en el cuerpo y levantó el páncreas para mirarlo más de cerca, se produjo para Juan el pistoletazo de salida hasta el baño, donde vomitó copiosamente.

Anubis tenía también trabajo por delante. Él no iba a señalar nada con rotulador: la zona exacta para abrir la tenía clara en su mente hacía ya tiempo. Puso su mano izquierda con fuerza sobre la parte superior del tórax, y con la otra practicó un corte profundo y largo, de arriba abajo. Con sus grandes tijeras quirúrgicas, que le recordaban a las utilizadas para podar, separó ambos lados de la incisión e introdujo su mano bajo el esternón hasta llegar al corazón. Lo levantó cuanto pudo y, cogiendo el bisturí, realizó varios cortes separándolo por completo del cuerpo. Una vez en su mano, mirándolo con un gran misterio y fascinación, se dispuso a realizar un análisis visual del mismo. En primer lugar, se fijó cómo el ventrículo izquierdo era mucho más grande que el derecho. Luego, le llamó la atención la coloración más anaranjada de las arterias que salían de los ventrículos, y el mayor tamaño respecto a las venas, más pequeñas y rojizas, y cómo éstas salían de las aurículas: de la derecha, las pulmonares y de la izquierda, las cavas. Una vez observadas las partes anatómicas del corazón, procedió a examinar su interior. Para ello, cogió su afilado cuchillo y lo colocó en el surco coronario interventricular. Cortó y observó cómo en el ventrículo derecho estaba la comunicación de la válvula con la arteria pulmonar. Pudo ver claramente el músculo hipertrofiado, culpable de gran parte de las muertes súbitas del mundo.

El tiempo se le pasaba volando; su corazón latía rápido, a diferencia del que yacía en su mano. Estaba aprendiendo muchísimo, y disfrutaba con ello.

Tanto Jairo como Juan hacía ya media hora que se habían ido. Allí permanecían Martina, Lidia y él, entregados al trabajo sin ningún tipo de límite ni traba, de duda o repulsa. Al cabo de las dos horas, Anubis se detuvo, miró a sus compañeras y las vio inactivas, extrañas. Cuándo había llegado el momento en que se habían distanciado de lo que hacían, cuándo pusieron un poco de espacio entre sus objetivos estudiantiles y la escena "gore" que se estaban montando. Al parecer, habían parado unos segundos y no habían podido seguir; se vieron a sí mismas como criaturas sin humanidad alguna. Por otro lado, el hedor continuo y punzante de los cadáveres, a pesar de las máscaras, martilleaba sus estómagos como grandes agujas congeladas que los atravesaran. Cuando las observó, tras tanto tiempo entregado, extasiado con su trabajo, ellas miraban los cadáveres como los de personas que habían tenido sus ilusiones, sus miedos, sus esperanzas, sus seres queridos, y no como los simples trozos de carne que, sin respeto alguno ni comedimiento, habían estado tratándolos.

—Si no vais a seguir, os aconsejo que toméis las notas oportunas, dejéis todo lo mejor recogido posible y os vayáis. No pasa nada, habéis hecho un buen trabajo —les animó Anubis, esperando con ello que se fueran y así poder terminar él con total tranquilidad y silencio su labor investigadora.

—Y tú, Anubis, ¿cómo estás? —preguntó Martina, mirándolo preocupada y con curiosidad.

—¿Yo? Pues, no sé —contestó, percatándose de que en un momento así se esperaba de él un poco de humanidad y empatía—. También me afecta esto, no creáis —mintió—. Me queda poco, yo ya termino y me voy también. Excelente trabajo, chicas.

Rápidas, ambas dejaron los cadáveres lo más recogidos posibles, limpiaron las zonas exteriores que habían quedado algo manchadas y, tras guardar el material, se fueron. Lidia hacía tiempo que no hablaba ni parecía tener intención de hacerlo. Se encontraba en estado de "shock". Una vez se oyó el portazo de Martina, la última de las dos en salir, quedó un silencio sordo y mantenido en la estancia. Allí estaban los cinco, cuatro cadáveres abiertos y él. Fue, digamos, una prueba para sí mismo de fortaleza o debilidad, de templanza o temor. Quizás estando solo, sus sensaciones cambiarían, pero no fue así; siguió un buen rato diseccionando y tomando notas y fotos de cada parte, metódicamente, hasta concluir su propósito. En aquel momento se sintió en paz consigo mismo y con el mundo. Una vez hubo terminado, tres cuartos de hora después, recogió sus cosas, limpió su zona y abandonó la estancia. Dejó las llaves antes de salir. Había sido una experiencia inolvidable y muy intensa que seguro le serviría mucho, tanto como nota de clase como en su futuro de cardiólogo innovador y visionario.

CAPÍTULO 7

La semana siguiente estuvieron algo raros entre sí, digamos que distantes: parecían querer huir de la posible imagen que los que estuvieron allí podían formarse de ellos tras aquel episodio tan siniestro. Juntaron los trabajos que hicieron tanto Lidia como Martina y Anubis, y lo presentaron en clase. Cada cual expuso su parte y fue un gran éxito, tanto para los compañeros como para el profesor. Éste notó que sus alumnos estaban visiblemente afectados, reacción que intuyó como humana, y valoró los trabajos de manera positiva. Al que no acababa de captar era a Anubis, ya que parecía mostrar en todo momento unos gestos y expresiones apropiados a las situaciones, pero teatralizados, sin mostrar su yo interior, lo cual en ocasiones le hacía aparecer como inquietante.

A principio de curso, a Anubis siempre había alguien que le preguntaba de dónde procedía su nombre, que resultaba extraño. Ya había optado por responder:

—No lo sé.

Resultaba más rápido, cómodo y aséptico parecer un lelo que no se hace preguntas, ya que la opinión de los demás no le importaba lo más mínimo, que esforzarse en dar explicaciones. Nadie tenía por qué saber que su madre era una enamorada de Egipto y que fue allí con ganas de recorrer sola ciudades y monumentos. Curiosamente, el nombre de Anubis le había parecido apropiado para él: dios de la muerte del antiguo Egipto, maestro de las necrópolis y patrón de embalsamadores. Solía estar representado como un gran cánido negro acostado sobre su estómago, probablemente un chacal o un perro salvaje, o como un hombre con cabeza de perro. Él había investigado el significado etimológico yendo a las fuentes del egipcio antiguo, y *Anub* seguía siendo oscuro, aunque podía ser solo una onomatopeya que expresara al chacal aullando. Siempre había pensado que su nombre, original y sonoro, había marcado su futuro. Cada vez que lo nombraban en público por primera vez, quienes le rodeaban lo buscaban con la mirada esperando a un chico diferente, llamativo, curioso, y justamente así acabaría siendo él: alguien poderoso.

CAPÍTULO 8

iendo niño, de la noche a la mañana, su padre desapareció de sus vidas, y fue algo que su madre llevó muy mal. Él conservaba muchos recuerdos de su padre en un rincón apartado y lejano de su memoria; de su madre, la mayor herida que había en su cerebro fue que lo dejó en un internado de Jerez llamado La Esperanza, donde, como ella dijo en su momento, iba a recibir educación y no le iba a faltar de nada, además de corregir su carácter violento, que se había vuelto insoportable. Pasado el tiempo, era como si se hubiese olvidado de él, como si se hubiese deshecho de una carga. Y ese pensamiento lo había mortificado durante años, arrancándole lágrimas solitarias durante muchas tristes y largas noches, hasta que, a fuerza de dolor, de rebeldía, de empeñarse en liberarse del yugo de ese pensamiento, se fue alejando de él, la fue olvidando, mientras su gran fragilidad fue cubriéndose de una gruesa coraza y él endureciéndose por dentro hasta convertirse en una roca fría, práctica, insensible e impenetrable.

La vida del orfanato podía parecer llena de compañerismo, pero en realidad estaba repleta de soledad, porque los niños no sabían relacionarse ni compartir; ellos nunca habían tenido nada propio, nada que sintieran que les pertenecía tan solo a ellos, y que podían, por tanto, prestarlo o compartirlo. Uno de aquellos niños difícilmente sabía cuidar y respetar a otra persona si previamente él no lo había sido. Una vez leyó lo siguiente de un escritor que pasó su infancia en uno de estos centros: "Aprendemos a querer a partir del amor de quienes nos han cuidado, y en un orfanato es difícil que esta experiencia se dé de forma completa".

Así que los días transcurrían entre horarios estrictos, normas rígidas, profesores duros y buenos, soledad acompañada. Anubis tenía un amigo, Marcial, que acompañaba sus días en aquel lugar tan lleno y tan vacío al mismo tiempo. A diferencia de él, de cabello endrino y ojos oscuros, Marcial tenía los ojos azules claros y el pelo rubillo. Físicamente no se parecían en nada, pero eso no tenía ninguna importancia, pues se apoyaban el uno al otro, se contaban chismes que habían oído, se inventaban juegos, ideaban maldades, en fin, distraían los meses acompañándose y escapándose mentalmente de aquel lugar.

Marcial era un niño triste y débil, y muy imaginativo. Pensaba siempre en huir de allí, meterse en un barco de piratas para navegar alrededor del mundo y encontrar tesoros. Trazaba mapas muy detallados en un cuaderno, planos exactos de la isla imaginaria que existía en su mente. Con largos monólogos que divertían muchísimo a Anubis, pasaban tardes enteras en la zona recreativa. En la mente de Marcial todo cuadraba, todo tenía sentido; más que una ilusión, era una necesidad de su espíritu: sentir que su vida tenía algún objetivo. Marcial le contó, con plena confianza, que había sufrido durante muchos años maltratos por parte de sus padres. Lo golpeaban por cualquier cosa. Había vivido asustado, su vida fue un infierno. La última vez que fue al hospital con un brazo roto y unos moratones, los mismos médicos denunciaron a sus padres, lo que llevó a que se les retirase la custodia. Y su suerte no había cambiado mucho: al llegar a La Esperanza había encontrado otro tipo de maltratos insoportables. También le contó que alguna vez había pensado suicidarse.

Anubis le aseguró que eso se había acabado, que no buscaba amistad con nadie, ya que no necesitaba hacer amigos, pero que en ese sitio de mierda iba a echarle un cable. Marcial no merecía todo lo que le había tocado vivir, del mismo modo que él tampoco debió sufrir el desprecio de su padre al abandonarles y que su madre lo dejase tirado allí como a un muñeco roto. Le explicó que fue un niño al que no faltaban unos padres que se querían, con una familia normal que funcionaba bien, con una estupenda hermana, con proyectos de futuro. Y de buenas a primeras, su mundo se había ido al carajo por completo: su padre conoció algo que lo volvió loco, algo que mejor se hubiese quedado en las cloacas del olvido. Pasó de ser su mejor amigo, su colega, su héroe, a alguien que evitaba mirar a la cara porque le recordaba a su padre biológico, al que odiaba profundamente. ¿Qué culpa tenía él de eso? ¿Acaso había hecho algo malo? ¡Era una víctima de todo aquello! Sus desprecios, el leve, pero cierto alejamiento de su madre hacia él y que su vida se rompiera por la mitad, hizo surgir en él la crueldad y la decepción. Cada vez que intentaba acercarse a su madre y ella hacía un ligero movimiento de alejamiento, se le rompía el corazón; cada vez que salía el tema de la marcha de su padre y ella lo miraba y lloraba, se sentía responsable, culpable de todas las desgracias que les habían acaecido. A pesar de su edad, llegó un momento en que deseó no seguir viviendo, en que ansió que quien le hacía tanto daño dejara de existir. Y sus actos fueron ocupando el lugar de sus sentimientos y reflexiones. Fue por eso que, en un momento de crisis, empujó a su madre escaleras abajo; por eso que quemó la cabaña de madera donde su hermana solía pasar las horas. No ponía en cuestión que su madre se hubiera visto obligada a traerle allí, hasta cierto punto podía comprenderlo, pero, en todo caso, qué importaba ya... No reconocía ni su vida ni a su familia. Ya todo le daba igual.

El día que entró en aquel lugar fue bastante extraño. Recordaba perfectamente que era una mañana gélida y otoñal en que las hojas anaranjadas cubrían las aceras, en que el cielo pintaba de gris los próximos años que le quedaban por vivir. Por el camino, su madre no cesaba de llorar y él ni siquiera la miraba. Mantuvieron un triste silencio que les fue conduciendo a un punto final. Justo antes de entrar en el orfanato La Esperanza —que desde un primer momento le pareció tener nombre de tanatorio—, le dijo estas últimas palabras:

"Comprendo que me dejes aquí, lo merezco, al fin y al cabo, yo lo prefiero porque no soporto esta nueva vida".

»A cada cosa que le decía, más lágrimas inundaban sus ojos hundidos. Ella intentó darme un último beso y yo aparté la cara. A partir de ese momento, no tenía a nadie en el mundo, a ella tampoco, y no quería un recuerdo que me enterneciese, que me hiciera débil, que me recordara momentos en los que fui feliz. Mis últimas palabras fueron: "Adiós, mamá, no te preocupes. Tú, al igual que yo, tampoco eres culpable de esto".

—Nadie merece ni lo que te pasó a ti ni lo que me ocurrió a mí, Marcial. Al menos, lo que esté en mi mano aquí, alejándote de esos subnormales embrutecidos, lo vas a tener. Me caes bien y estás demasiado indefenso para un mundo de lobos, no te pareces a mí. Eres como un pequeño hermano.

Marcial lo miró emocionado y con una profunda mirada de agradecimiento.

Luego fueron a jugar a pillar. Cuando Marcial jugaba a cualquier cosa física, solía ponerse la mano en el pecho con el corazón a mil, pero se le pasaba rápido, decía que no tenía importancia, pero, por aquella latente debilidad y sus formas algo amaneradas, había un grupo de chicos mayores que le hacían la vida imposible, le acosaban una y otra vez, como una manada de lobos al acecho, y Anubis no siempre podía defenderlo ya que, a pesar de su mal genio y su envergadura, no tenía mucha experiencia en peleas.

Una mañana gris de otoño, señalada oscuramente por alguna predestinación del universo, marcó para

Anubis el resto de su vida, de su complicado destino. Tras una parada cardiaca provocada por el acoso destructivo de sus compañeros, Marcial murió; él no pudo hacer nada para evitarlo, y este hecho sería el motor que movería los hilos de su complejo futuro. Tras aquel último golpe, sordo y brutal, los pocos sentimientos y la empatía que pudieran quedar en él como pequeños restos de lo que un día fue, desaparecieron por completo.

Unas semanas después, Anubis escuchó hablar a dos profesores en voz baja sobre el tema y decían que, si alguien le hubiera practicado una maniobra de reanimación cardiopulmonar, Marcial podría haber llegado vivo al hospital, pero allí nadie estaba preparado para ello, o simplemente, el chico no era tan importante como para haber intentado nada. No preocupó a nadie, excepto a Anubis, para quien Marcial fue alguien muy especial y diferente, un amigo del corazón. Nadie parecía tener algún sentimiento hacia él, una preocupación verdadera. Se puso a buscar acerca de la reanimación cardiopulmonar en los libros del orfanato, a investigar el tema, a rememorar los síntomas que había mostrado Marcial, hasta llegar a la conclusión de que padecía una cardiopatía hipertrófica y que, a pesar de que todos los responsables sabían de sus palpitaciones, nunca habían llamado a un médico ni le habían dado la mayor importancia. En su mente se instaló la idea de que de mayor quería ser cardiólogo: dedicaría toda su vida a Marcial, a su enfermedad. Se lo debía.

CAPÍTULO 9

Su larga infancia quedó atrás como una pesadilla densa que había que olvidar, de modo que, en sus años universitarios, se dedicó a estudiar sin descanso, a diseccionar cadáveres para poseer un vasto conocimiento del cuerpo humano, a hacer trabajos de investigación profundos y serios, más allá del ansia de obtener buenas calificaciones. Su monografía de fin de carrera lo basó en las nuevas tecnologías que podían salvar vidas, cómo mejorarlas y hasta dónde podían llegar en un futuro próximo. Aunque la cirugía cardiaca era un campo joven, quería contribuir a desarrollarlo y llevarlo hasta límites inimaginados. Llamó a su trabajo: "Los implantes cardiacos y sus posibilidades globales".

Su fijación sobre todo fue hacia el DAI, el desfibrilador automático implantable que, desde dentro del cuerpo humano, conectado mediante cables de electrodo directamente al corazón, era capaz de regular las fibrilaciones y las arritmias. Le parecía fascinante. En un principio, realizó un profundo estudio de este aparato, tanto del monocameral como del bicameral. En su trabajo redactó, a modo de cronología de los implantes cardiacos, que el primer implante que se llevó a cabo en el mundo fue en Estados Unidos en 1980, aunque no se comercializó hasta 1985. También que, por el gran tamaño que en un principio tenía, debía ser insertado en el abdomen, lo cual constituía una cirugía importante, de alto riesgo y con complicaciones frecuentes. Años después, se consiguió eliminar cualquier cable externo, disminuir el tamaño del aparato —gracias a lo cual ya podía implantarse bajo la clavícula izquierda— y recubrirlo con titanio para que no sufriera ningún tipo de deterioro ni afectara al organismo, mejorándose tanto que ya sólo exigía cirugía menor, con anestesia local y una rápida recuperación. Los pacientes debían tener en su domicilio un receptor, que, conectado por radiofrecuencias, constantemente actualizaba datos con el desfibrilador y los mandaba a la central en Berlín, y de allí, al hospital.

Ahora bien, se preguntaba Anubis, ¿no se podía llegar más allá? ¿Era imposible potenciar el emisor y el receptor para aumentar sus posibilidades? Esta era la pregunta que se hacía constantemente y en la que basó su trabajo. ¿Sería una locura añadir otro diodo al desfibrilador y conseguir alojarlo en una zona ideal del cerebro, ayudando también, con el mismo dispositivo, a pacientes que sufrieran, por ejemplo, de Alzheimer? ¿No sería uno de los inventos más ingeniosos de toda la historia de la medicina? En este sentido, redactó con seriedad y profundidad su trabajo de fin de carrera. Los profesores lo llamaron y hablaron con él del mismo. Le dijeron que les había parecido muy interesante y que por eso le habían dado la máxima calificación, aunque, por el momento, sólo era ciencia ficción, pues la medicina no se basaba en ideas, sino en hechos comprobados. Pero le animaron a que siguiera por ese camino, que su trabajo era brillante y que con el tiempo sería, sin lugar a dudas, un gran cardiólogo.

A Anubis le quedó un sabor agridulce en la boca, ya que no esperaba la condescendencia que encontró respecto a sus ideas, aunque debía reconocer que, sin datos empíricos, todo quedaba en papel mojado. Entonces, su idea estaba clara: mientras realizaba el año de prácticas en el hospital aprendiendo de algún cardiólogo experimentado, efectuaría pruebas que verificaran sus ideas. Sin embargo, se le presentaba un gran problema, porque conseguir un voluntario para la fase de experimentación no era algo sencillo. La ventaja con la que contaba era la suculenta herencia que le había dejado su madre, de modo que, pagando a la persona oportuna, quizás pudiera solventar este problema. No era casualidad que se hubiera comprado una casa con un gran sótano para sus experimentos médicos. Sin embargo, le parecía improbable que nadie se prestara a ser operado, aunque se le pagase, y un cadáver no le serviría para sus propósitos. Distinto sería que la persona con la que hiciese los experimentos, tras acabarlos, falleciera. Esto sí podría ser útil para hacerle una autopsia y ver por dentro los efectos de sus avances.

Todos los días, de camino a la facultad, se cruzaba con un andrajoso mendigo alemán, bastante alto, por cierto, que pedía limonsna en la calle. Se le ocurrió invitarle a cenar a su casa con oscuros motivos. Se decidió a hacerlo una noche en que grandes relámpagos majestuosos alumbraban el cielo con figuras geométricas irregulares. La calle estaba completamente desierta, ya que se avecinaba una lluvia torrencial y había un fuerte aparato eléctrico. Anubis salió de su casa y se dirigió a la esquina donde solía ponerse el alemán. Allí estaba, con un pequeño cartón delante de él a modo de plato donde echar monedas. Aquella tarde no había habido mucha suerte, pues apenas había cuatro o cinco monedas de poco valor. Se acercó a él.

—Hola, ¿qué tal?

El mendigo extendió su mano derecha pidiéndole alguna moneda, aunque no iba a recibir ninguna por su parte.

—Moneda, por favor.

—No llevo monedas encima, pero, en fin, hoy quiero hacer una buena acción. Como va a llover muchísimo, si quieres, te ofrezco que duermas en mi sótano. No es muy confortable, pero es mejor que quedarse a la intemperie. Mañana por la mañana te vas y ya está. Vivo cerca —le dijo, acercándose a él.

El mendigo no creía lo que acababa de oír.

—¿Puedo dormir en su casa? ¿En serio? ¿No es una broma? —preguntó, incrédulo.

—Sí, en serio, pero ya, que va a empezar a llover. Si aceptas mi invitación, tiene que ser ya.

Se levantó con dificultad, dadas las horas que llevaba en la misma posición, y le siguió hasta su casa, dos calles más allá. Anubis miraba discretamente hacia los lados, adelante y atrás, y no vio a nadie. Por otro lado, el mendigo caminaba cerca de él, como quien coincide andando por la calle, más que como quien anda acompañado. Franquear la puerta iba a ser cuestión de segundos. Abrió y entraron rápido. Todo había ido perfectamente: estaba seguro de que nadie los había visto cruzar juntos el umbral.

Dada su envergadura, el alemán tuvo que agacharse un poco para poder acceder a las escaleras que daban al sótano. Cuando llegaron abajo, el mendigo quedó alucinado. Se veía todo un completo arsenal de material quirúrgico perfectamente colocado por las paredes y estanterías. Al lado, una pequeña cama individual que le haría el apaño. Una y otra vez le agradecía el detalle que estaba teniendo con él. Anubis le llevó un bol con sopa caliente y esperó mirándole a que se lo tomase. El alemán sorbía vorazmente, hambriento. Justo cuando acababa la sopa, empezó a quedarse dormido irremediablemente. Al fin Anubis podría empezar a trabajar en serio; el futuro de la medicina se lo agradecería.

CAPÍ ULO 10

Anubis admiraba profundamente al doctor polaco Michel Mirowski, eminente cardiólogo, quien en 1967 ideó el DAI, aparato revolucionario que, a partir de 1980, cuando este médico lo implantó por primera vez en Estados Unidos, había salvado a muchas personas de fallecer por muerte súbita, mejorando la calidad de vida de cientos de pacientes. La vida del médico no fue nada fácil. Él y su familia tuvieron la suerte de sobrevivir al terrible bombardeo alemán sobre Polonia en septiembre de 1939, al inicio de la Segunda Guerra Mundial. Trágicamente, acabó siendo el único superviviente de su familia, gracias a que en diciembre del mismo año escapó junto con un amigo a Rusia. En su huida cruzó varias ciudades, sufrió infinidad de penurias y su vida estuvo en riesgo en múltiples ocasiones; finalmente en 1944, ingresó voluntariamente en las fuerzas armadas como oficial de apoyo. No fue asignado a ningún pelotón de ataque debido a que se le diagnosticó un soplo cardiaco.

Al finalizar la guerra, en otoño del 45, regresó a Polonia y se matriculó en la Universidad de Medicina.

Sin embargo, no llegó a finalizar sus estudios, ya que por motivos familiares se trasladó a Israel, a casa de sus primos, donde se dedicó a vender zapatos. Siempre decía que el máximo objetivo de su vida era convertirse en doctor, que fue la última voluntad de su padre, el cual, en su último suspiro le rogó:

—Sé un gran médico judío, hijo mío.

Él hubiera cursado la carrera de medicina en Israel, pero en tiempos de posguerra no había ninguna universidad funcionando, así que se vio obligado a migrar de nuevo. En esta ocasión se trasladó a Francia, concretamente a Lyon, donde finalmente acabó la carrera de medicina.

Uno de sus profesores, sabedor de sus grandes cualidades, lo atrajo con gran cantidad de argumentos atractivos e interesantes hacia el mundo de la cardiología. Era un enamorado de su campo. Realmente logró llamar su atención hacia esa especialidad, hasta el punto de que decidió que quería trabajar el resto de su vida y profundizar en ella. Su problema era que en Francia se sentía como un ciudadano de segunda, por lo que acabó volviendo a Israel. Encontró trabajo en el área de cardiología como asistente del Jefe de Medicina, a quien Mirowski admiraba.

En su afán investigador y ávido de innovaciones, encontró textos de un eminente y respetado cardiólogo de México, reconocido internacionalmente por sus trabajos en electrocardiografía. Con esa idea en mente, acabó inscribiéndose como Médico Investigador Ayudante en el Instituto Nacional de Cardiología de

México. Ese médico fue una gran fuente de inspiración para él, ya que, aparte de sus contribuciones a la electrocardiografía, era un docto arqueólogo y un pianista virtuoso.

Allí, en México, realizó cuatro grandes trabajos sobre cardiología que fueron muy aplaudidos entre sus colegas. En Estados Unidos, una famosa doctora le ofreció un puesto de residente en el hospital de Baltimore, y Mirowski no lo pensó dos veces. Su estancia en los Estados Unidos fue difícil, pues tenía tres hijos, el dinero muy justo y debía trabajar muchas horas entre la clínica y sus investigaciones. Por todo ello, acabó volviendo de nuevo a Israel, ya como Jefe del Servicio de Cardiología.

Tres años después, un buen amigo suyo y antiguo jefe de cardiología comenzó a presentar episodios de taquicardia ventricular, por lo que en repetidas ocasiones tuvo que ser hospitalizado. Acabó muriendo repentinamente mientras cenaba con su familia, hecho que hundió a Mirowski por completo. Esto lo llevó a plantearse el escaso desarrollo en esos momentos de los avances cardiológicos, y la enorme frustración que constituía no poder hacer absolutamente nada para la prevención de este tipo de muerte cuando el paciente abandonaba el hospital. Se preguntaba una y otra vez de qué manera podría haber prevenido la muerte de su colega y amigo. Era algo que martilleaba su cabeza y no le dejaba dormir. Evidentemente, la solución no era ni hospitalizarlo indefinidamente ni la imagen cómica de ir persiguiéndolo con un desfibrilador externo por si alguna vez se presentaba el momento fatídico.

Hacía poco tiempo que empezaban a implantarse los primeros marcapasos, y a Mirowski le vino una gran idea como un relámpago que alumbrara su mente de forma repentina: ¿y si pudiese crear un dispositivo similar al marcapasos, implantable, capaz de detectar la fibrilación ventricular y automáticamente descargar un choque eléctrico para revertirla a ritmo sinusal?

La idea, aunque tremendamente simple, parecía absurda, teniendo en cuenta que los desfibriladores de la época pesaban alrededor de quince kilos. Tras muchos meses de estudio teórico, encerrado sin descanso estudiando electrofísica, logró determinar qué elementos imprescindibles y básicos debía tener el aparato. El DAI constaría de un generador de impulsos, que debía ser implantado en la zona pectora, y el cual estaría compuesto por un conector, circuitos integrados, memoria RAM, batería y un condensador. Los cables irían conectados mediante unos tornillos al generador de impulsos y otro extremo final en las cavidades cardíacas. También sería fundamental un programador, única parte del sistema DAI no implantada, y que consistiría en un ordenador que permaneciese en la consulta del cardiólogo con el objetivo de comunicarse con el generador de impulsos mediante señales de radiofrecuencia.

Al expresar su idea a sus colegas médicos, obtuvo gran número de críticas negativas que, más que desalentarlo, hicieron que se aferrase con más fuerza y más empuje a su idea. Pero, claro, hacía falta una fuerte inversión y un material moderno y especializado que únicamente podía conseguir en Estados Unidos. Allí, junto con un colega americano, empezó a realizar experimentos. El primero fue con un perro, con el cual empezó a tener resultados alentadores. Lograron realizar una desfibrilación exitosa mediante catéter—electrodo intravasculares. Hizo fibrilar el corazón de un perro y, con el catéter introducido en la vena cava superior, aplicó una descarga de veinte julios, logrando revertir la arritmia. El problema seguía siendo el tamaño. Al fin, logró modificarlo de forma que la longitud y el grosor fueran tan justos como para poder implantárselo al perro. Y funcionó: consiguió grabar cuando el chucho tuvo un desmayo por un problema cardiaco y, tras una descarga del desfibrilador, logró que volviera a levantarse con relativa normalidad.

Sus colegas, aún escépticos, se reían y hacían bromas, insinuando que él había enseñado al perro a hacerse el muerto y, a una señal suya, levantarse como si nada. Como tenía un gran sentido del humor, aunque le hizo cierta gracia la idea retorcida y absurda de sus compañeros, no podía negar que le fastidiaba bastante que manifestasen tan poca confianza en su trabajo. Entonces, decidió agregar un registro electrocardiográfico continuo para que fuera evidente que el animal pasaba de ritmo sinusal a fibrilación ventricular, demostrando así cómo la descarga lo cardiovertía exitosamente.

Durante los siguientes tres años, siguieron haciendo implantes con veinticinco perros, resultando cada vez más evidente la estabilidad y fiabilidad del aparato. Una vez que concluyó su estudio en perros, se le hicieron los ajustes necesarios al diseño para que los DAI pudieran ser implantados en humanos. Fue en 1980 cuando el doctor Mirowski llevó a cabo con gran éxito el primer implante en un paciente. A partir de ahí, pudo comprobarse con total claridad que la esperanza de vida de las personas portadoras del aparato era mucho mayor, y que la mortalidad por arritmias pasaba de un cincuenta por ciento a menos de un diez por ciento, con lo que, a partir de aquel momento, y durante los siguientes cinco años, se implantaron más de ochocientos DAI, siendo una verdadera revolución en el campo de la medicina. Su genialidad fue reconocida y Mirowski recibió multitud de premios y menciones un año antes de su muerte.

CAPÍTULO 11

El objetivo de Anubis era, tomando como punto de partida el aparato genial de Mirowski, mejorarlo mediante la ampliación de sus infinitas posibilidades. Era un proyecto muy ambicioso que estaba seguro de poder culminar con éxito. No era ninguna novedad que el DAI poseyera elementos informáticos para su funcionamiento: memoria RAM, ROM Y EPROM; y también estaba claro que el implante constituía un emisor de señales acerca del funcionamiento del aparato. ¿Por qué entonces no podría desarrollarse una comunicación entre ambos, de forma que los dos pudieran ser al mismo tiempo emisores y receptores? ¿Por qué no podían mejorarse los cables, aprovechando la nanotecnología, y colocar pequeños microchips a lo largo de los mismos que pudieran realizar un control del cuerpo y sus anomalías, mucho más completo? Él había ideado unos electrodos que, partiendo desde los conectores del DAI, fueran también hacia el cerebro. Por tanto, por un lado iría el cable saliente hacia el corazón desde la zona baja de la clavícula izquierda, donde iría implantado el aparato, siguiendo a través de la vena subclavia izquierda, hasta llegar a la vena cava superior introduciéndose en la aurícula. El otro electrodo, la revolución de Anubis, sería un segundo cable en otro conector que, subiendo por el cuello y la cabeza por la vena yugular interna izquierda, atravesaría el agujero rasgado superior, conectando desde la cavidad craneana con el seno petroso inferior a través de los cuales acceder al seno cavernoso, sitio vital, ya que de ahí se podía acceder a zonas vitales del cerebro. Una vez en el seno cavernoso, mediante su tecnología podría acceder, como si de un ordenador se tratase, a la memoria, la creatividad, el sueño, los sentimientos, la voluntad de la persona implantada. Podría ser algo tan potente que tratase la esquizofrenia, el parkinson, el alzheimer, aportase movimiento a pacientes privados del mismo gracias a las órdenes dadas directamente al cerebro desde el ordenador, e incluso, fuera ya de toda moral, ética y humanidad, modificara comportamientos y voluntades externamente.

Evidentemente, nadie querría que otra persona lo manejase como a una marioneta durante los muchos años que duraba la batería del dispositivo, aunque en muchos sentidos pudiera mejorar su vida. Eso sí, para tener una opinión completa acerca del dispositivo, el paciente debería disponer de la información de la que este dispondría, y eso no iba a ocurrir. La primera dirección de su obra debía ser médica, como es lógico; cosa distinta era que otras ideas menos loables ocupasen sus pensamientos e intenciones. Nadie se opondría a que probaran con él un nuevo avance médico que pud iera devolverle el movimiento a sus piernas tras verse prostrado en una silla de ruedas, o curar el Alzheimer de un padre o una madre. En todo caso, sabía bien que sus colegas médicos, al comprobar el alcance que podría tener su tecnología, sin duda se opondrían a ella por invasiva, y por poseer posibilidades aberrantes. Por todo esto, su objetivo era implantarlo sin que el paciente supiera que lo que llevaba; y es que no se trataba de un DAI normal, sino del DAIA, el Desfibrilador Automático Implantable de Anubis, ¡capaz de incidir en el corazón y en el cerebro del implantado al mismo tiempo!

Este era su proyecto, esta era la teoría; pero claro, ahora había que verificarla, algo fundamental, y para eso tenía al mendigo alemán tumbado en su mesa de operaciones montada en su sótano con el material más moderno y amplio que permitía la tecnología médica del momento. Tenía muy claro que iba a pasar la noche completa trabajando y experimentando durante horas sus teorías.

El alemán, con su extraña expresión y los sucios cabellos rubios de punta, se despertó y se vio amarrado con correas a una mesa de operaciones. Aún tenía el estómago revuelto por la sopa con drogas que le proporcionó el extraño que lo había invitado a pasar la noche en su sótano.

—¡¿Qué es esto?! ¿Qué pasa? ¿Qué quieres usted hacerme? ¡Suelte ya, cabrón! —gritó, con su acento marcado y su español básico, forcejeando con pies y manos, muy nervioso.

—Tranquilízate, hombre, no es para tanto. Para empezar, te diré que aquí abajo es inútil gritar: estos muros los hicieron de una vez, con paredes gruesas que absorben por completo los ruidos. Por otro lado, nadie te espera, nadie te busca, nadie te vio entrar en mi casa; digamos que no existes. A decir verdad, tampoco es que existieses mucho antes ahí en la esquina. No eres nada ni nadie y deberías agradecerme que te utilice. Gracias a ti, la medicina dará un salto gigante, y no lo digo por tu tamaño; quizás se pueda ayudar con mi tecnología a mucha gente que ahora mismo no tiene esperanza — respondió con una tranquilidad sobrecogedora e inhumana, con una frialdad horrible de profesor de universidad que heló la sangre al pobre mendigo, el cual no entendía nada.

—Pero yo no he hecho nada malo, ¡te he dicho que me sueltes!

De nuevo comenzó a forcejear, hasta que Anubis le inyectó un fuerte tranquilizante y lo dejó completamente inmóvil, aunque no dormido.

—Bueno, amigo, así estás mejor, quietecito y sin dar problemas. Veamos si llegamos a un acuerdo, ¿ok? Aunque apenas puedas moverte, si me oyes bien y me entiendes bien, parpadea dos veces. —Parpadeó dos veces, cayéndole una lágrima por la mejilla de impotencia y terror—. Te explico: no te voy a hacer nada malo, vamos, que ni te voy a cortar una pierna ni a sacar un ojo —dijo, con su peculiar sentido del humor—. Ya en serio, voy a instalarte un aparato que se implanta a personas con problemas de corazón para mejorar su vida, nada más. Como está claro que tú aquí no estás por propia voluntad, te ofrezco dos mil euros por dejarte implantar este aparato médico y permitirme comprobar si funciona correctamente o no. Además, te administraré un anestésico local lo suficientemente fuerte como para que no sientas ningún dolor, y te aseguro que te recuperarás muy pronto. Es que necesito tu colaboración. Si estás de acuerdo, parpadea dos veces.

El otro quedó sin parpadear unos segundos... Aparte de la cuestión del dinero, que en su situación era lo que menos importaba, ya había comprobado que era imposible escapar y nadie vendría a buscarle, y si todo aquello terminaba pronto, mucho mejor. Comprendió que con aquel hombre no había negociación posible. Desesperado, parpadeó dos veces con claridad.

—Buen chico, buen chico. Bueno, pues empecemos.

Anubis le cubrió el cuerpo con una sábana y dejó al aire únicamente la zona que iba a trabajar. La cara se la volvió hacia el lado contrario a la zona a operar y le advirtió que se mantuviera en esa postura durante todo el tiempo. Como empezaba a moverse y no parecía hacer mucho caso, seguramente a causa del pánico que sentía, le pasó una correa por encima de la cabeza manteniéndola de lado, a la fuerza, pegada a la camilla. Tomó el bisturí eléctrico, cuya mejor cualidad era que abría profundas brechas con una facilidad pasmosa, a la vez que cauterizaba los tejidos subcutáneos evitando sangrados innecesarios. Empezó a abrir bajo la clavícula izquierda de aquel hombre tan grande. Rápidamente se dio cuenta de que la línea de corte había sido demasiado larga; era evidente que no tenía experiencia en la parte práctica, y manejaba un exceso de teoría e ideas previas. No le dio mayor importancia; luego cosería algo más y listo. Cogió la pinza para abrir bien la herida y le pareció una buena abertura. Tenía el DAIA preparado para conectarlo, y los catéteres y los cables también a mano. La herida empezó a sangrar un poco, dado su poco tacto y nula experiencia, pero nada que le impidiese proseguir; continuó con el proceso tal y como lo tenía pensado. El alemán, inmovilizado, se movía levemente de un lado a otro, evidenciando que estaba sintiendo más dolor del que se le había augurado. Experimentaba un miedo real, y la idea de no salir vivo de allí se iba instalando en su mente cada vez con más fuerza. Una vez diseccionada la vena cefálica, Anubis introdujo el catéter por la vena subclavia hacia la vena cava superior, y de ahí hasta el corazón, aunque no directamente; en algún tramo se había quedado atascado y tuvo que volver a sacarlo poco a poco y meterlo de nuevo, centímetro a centímetro. Poco después, el cable quedó perfectamente insertado, hecho que pudo comprobar al milímetro en la pantalla del caro aparato de radioscopia que había instalado justo al lado. Cogió el pequeño destornillador de estrella y aseguró el cable en el DAI con fuerza. Ahora venía la novedad, el verdadero experimento. Empezó a introducir el catéter hacia arriba, que fue entrando con relativa facilidad hasta el cuello, la cabeza y la zona cerebral. Perfecto. Metió a continuación el cable que debía quedar anclado al seno cavernoso del cerebro, y todo fue más o menos bien. Al llegar al límite, una vez introducido entero, lo atornilló con fuerza al lugar del DAIA que había ideado para ello. Todo estaba implantado, listo, en su sitio. Cogió una gran aguja semicircular y comenzó a coser la abertura. Fue un trabajo impreciso y rápido, algo que nunca constaría en su currículo ni en su bagaje público. Con cinco puntos algo separados, pero eficaces, cerró todos los bordes de piel. El mendigo había acabado desmayándose del dolor. Anubis supuso que no había controlado bien la cantidad de anestesia. Una vez cosido y limpiada la herida, puso sobre esta un aro blanco electrónico especial que testease exteriormente el aparato. Parecía funcionar a las mil maravillas: la señal era fuerte, clara y precisa. Ahora venían los tests. Provocó que el aparato acelerase los latidos cardiacos del paciente hasta llegar al límite, cosa que le suscitó movimientos espasmódicos, pero que fueron perfectamente regulados poco después por el DAIA. Dedujo que tenía que bajar la fuerza de prueba de taquicardia en ocasiones posteriores. A continuación, comenzó a probar la parte superior que conducía al cerebro, es decir, el cable preparado milimétricamente para que pusiera las neuronas a su servicio. Graduó, en un principio, la descarga en el nivel dos, y un grito descontrolado y brutal salió por la boca de aquel pobre infeliz. Bajó también la potencia, pues tampoco se trataba de eso. A continuación, le mandó la orden de abrir y cerrar la mano izquierda a intervalos de tiempo de dos segundos, y el alemán empezó a hacerlo. ¡Podía controlar la velocidad, la fuerza, hasta el más leve movimiento! En esa ocasión, intentó visualizar en la pantalla lo que sus grandes ojos azules veían, pero no logró transmitir la orden de manera exacta, y el impulso le afectó al nervio óptico, provocándole perder la visión y creándole un dolor terrible en los globos oculares, que parecían salirse de las órbitas. El audio, a pesar de un pitido agudo y mantenido de ultrasonidos a diecisiete mil hercios, pudo controlarlo más fácilmente con el *software*. El mayor problema, del que rápidamente se percató, fue el calentamiento del cerebro por los impulsos eléctricos, hecho que no atinó a controlar de ninguna manera y que hizo que a aquel pobre hombre le diera un infarto cerebral severo del que no pudo recobrarse. La buena noticia era que, tras varias horas de trabajo, llegando ya a las seis de la mañana, había logrado ajustar todo el sistema a unos parámetros normalizados, y disponía del material suficiente como para trabajar durante varios meses y perfeccionar su trabajo. Realmente, a Anubis el hombre aquel no le importaba lo más mínimo. Había sido un conejillo de indias en unas manos crueles e inhumanas. Sacó de su cuerpo el DAIA y todo el sistema de cables. Evidentemente, no le harían la autopsia. Con la hora calculada, a las seis y cuarto de la mañana de aquel domingo de calles desiertas, arrastró con rapidez el cuerpo envuelto en una manta grande que tenía, y lo dejó en el mismo lugar donde aquel pobre infeliz había empezado a terminar su existencia. La lluvia seguía cayendo; no había parado en toda la noche. El agua fue una cortina que lo camufló del todo, un telón que cerró aquel teatro macabro que careció por completo de público.

CAPÍTULO 12

Los siguientes meses, Anubis los dedicó a dos tareas principales: por un lado, perfeccionar su *software* de control y redactar un libro pormenorizado sobre todo lo que aprendió aquella noche infernal, en la cual triunfaron enormemente sus trabajos médicos y fracasó una vida; por otro lado, aprender el oficio de cardiólogo de la mano de su colega titular, cuya gran experiencia valoraba enormemente y cuyos pacientes candidatos a implantarse el DAI pasaban a diario bajo sus ojos ansiosos. Era tremendamente concienzudo y sistemático, y no había cesado en su trabajo ni un momento durante mucho tiempo. Ya era una cuestión de ir puliendo y mejorando milimétricamente cada parámetro, cada pequeño ajuste. Estaba totalmente preparado. Por tanto, ahora necesitaba al paciente ideal para llevar a cabo su implantación perfecta en un ser humano, aunque la elección era muy delicada, pues no le valdría cualquiera: debía ser alguien más bien joven, hombre, por cuestión de semejanza, y alguien especial por algo muy concreto. Los días iban pasando y ese alguien no se presentaba. Sin embargo, Anubis no desesperaba: nunca perdía el tiempo, seguía trabajando en su casa y aprendiendo el oficio de mano del cardiólogo funcionario que miraba a todo y todos desde su púlpito, con sus verdades absolutas y su tranquilidad de que nunca le faltaría el trabajo. A él lo trataba con cierta lejanía y un aire de profesor bastante chocante. Anubis, por su parte, tenía muy claro que no estaba allí para destacar. Cuanto más inadvertido y discreto fuera su paso, mucho mejor.

Sus ojos se le iluminaron extrañamente aquel día en que entró en la consulta un paciente llamado Ángel. Era el hombre con que un día se había cruzado por los pasillos del hospital y se quedó mirándole por resultarle familiar su cara. Aquel hombre, acompañado por su mujer, por la que se dejaba guiar y aconsejar, y que visiblemente estaba allí más empujado por ella, por su preocupación, que por interés propio, aquel hombre cuya vida era conducir una ambulancia para ayudar a personas enfermas, cuyos sábados por la mañana los dedicaba a visitar el ala infantil de oncología, según le había explicado, era su hombre, el perfecto. Cuando lo vio firmar el consentimiento para implantarse el DAI, sonrió casi sin darse cuenta ante la mirada curiosa y extrañada del paciente. ¡Lo había encontrado y tenía que ser él! Era perfecto. Faltaba fijar el día de la operación y dar paso a un enorme salto para la historia de la medicina universal. Contaría los días esperando el momento. El pequeño Marcial apareció en su mente y pensó:

—Amigo mío, todo lo que va a pasar a partir de ahora te lo dedicaré a ti.

CAPÍ ULO 13

maneció un día brillante, con un espléndido sol irradiando calor y luz a cada rincón de la ciudad. Ya Ángel, animado y alegre como era costumbre en él, estaba de guardia estudiando su oposición sin descanso y a la espera por si se producía alguna llamada de alerta. En él y Mario recaía el servicio de urgencia y rescate municipal, con lo que la responsabilidad era mayúscula. Su función primordial consistía en tener preparado y listo todo el material de la ambulancia, y la ambulancia misma como vehículo, para que nada pudiera fallar. Es por ello que cada vez que volvía de un servicio llenaba el tanque de gasoil, y por otro lado, todas las mañanas revisaba los niveles del motor por pura rutina. Hizo un repaso del equipo médico y biomédico de la ambulancia. Aparte de verificar las botellas de oxígeno y el monitor de signos vitales, chequeó el monitor cardiaco con sus parches, en vez de paletas, para desfibrilar después de monitorizar; la bomba de infusión para administrar con exactitud los medicamentos, el ventilador de volumen para pacientes intubados conectado a un tanque de oxígeno portátil, y por último, la válvula Peep, para inyectar la presión positiva después de cada espiración. Todo estaba perfecto.

Mario, el médico, comentaba con el jefe de servicio las novedades respecto a materiales de urgencia que venían en la última revista especializada que le había llegado.

Alrededor de las doce del mediodía se produjo el primer aviso desde la central de emergencias del 112. Ellos, junto a los demás del departamento, constituían el equipo municipal de rescate para hacer frente a las emergencias en lugares públicos. De un salto subieron a los habitáculos de la furgoneta y emprendieron la marcha con toda diligencia. Ya de camino, les explicaron por los *walkies* que se trataba de un atropello, incidiendo en que el suceso era especialmente grave. La unidad les seguía proporcionando datos; les comentaba que la víctima había sufrido una parada, pero que gracias a la RCP se había recuperado de la parada cardiorespiratoria. Por lo pronto, lo que ya era evidente era que se había producido un atropello importante con unas posibilidades de muerte a tener en cuenta. Como siempre, tenían a mano guantes, gafas, y chaleco reflectante. Era algo que tanto Ángel como Mario utilizaban ya mecánicamente.

El despliegue de medios en la zona resultaba impresionante, todos perfectamente coordinados y cada uno desarrollando su especialidad. Mario rápidamente se puso a colaborar en la asistencia que ya estaba *in situ* en la canalización de vías, sacando la analítica, valoración de constantes y colaborando con la otra compañera codo con codo. Una vez el accidentado estuvo estabilizado, con la ayuda de Ángel lo introdujeron en la ambulancia para trasladarlo al hospital. Mario, mientras tanto, como era normal, iba detrás continuando la atención necesaria en cada momento. Los otros compañeros que ya estaban en el lugar seguían a la ambulancia para, una vez en el hospital, continuar trabajando. La coordinación en equipo y la comunicación era fundamental.

Nada más dejar al paciente en el hospital, recibieron un segundo aviso. Se trataba de un niño que se había caído de una bicicleta y presentaba una fractura abierta en una pierna. Con calma y responsabilidad, Ángel escribió los datos de localización en el GPS y se dirigieron a toda prisa hacia allá. Como llevaba tantos años en esto, el trabajo de llegar lo antes posible, de realizar bien su función esencial, se situaba por encima de los sentimentalismos, aunque, como era una persona tan preocupada siempre por los demás, no podía evitar sentirse afectado; sin embargo, una voz dentro de él le decía que estaba haciendo algo realmente de utilidad, que ayudaba mucho a personas en situaciones difíciles, y eso le animaba a ejercer con más competencia si cabía su profesión. Desde la radio indicaron que la herida de la pierna presentaba compromiso vascular y estaba sangrando mucho, con lo cual, lo primero era salvarle la vida, y luego ya tratar de salvar el miembro. Detuvo la ambulancia y salió a la vez que Mario. El chico, de unos doce años de edad, lloraba de dolor y el hueso era perfectamente visible a través de la sangre que seguía manando. Ángel se situó rápidamente detrás del chico para que pudiera recostarse y la posición le resultase lo más cómoda posible. Luego, Mario, presionando por los lados la herida, la cubrió e inmovilizó con una venda esterilizada por lapsos de tiempo de diez minutos, hasta que se detuviera la hemorragia. Trasladaron al paciente con celeridad, aplicando el médico de la ambulancia una sedación y hielo sobre la zona. Al parar en la zona de urgencias, donde los cirujanos ya estaban esperando, Ángel cogió con fuerza la mano del chico y le dijo:

—Tranquilo, chaval, verás como todo va muy bien, te lo prometo.

El chico le miró con una expresión de profundo agradecimiento, y su respiración se pausó un poco más gracias al ánimo de sus palabras.

Ángel miró a Mario por un momento: era un médico genial. Tras realizar un tiempo de prácticas años atrás, se había enamorado de este trabajo, consiguiendo entrar en el equipo a los tres años de terminar la carrera. Ya llevaba catorce como médico de urgencias, con épocas de altibajos en las que no siempre los resultados eran los esperados, según sus propias palabras, aunque siempre se entregaba al cien por cien. Por otro lado, desde el punto de vista de Mario, el hecho de trabajar con alguien como Ángel le hacía mucho más agradable y eficaz su función. Era mucho más que un conductor de ambulancias: le había visto realizar una RCP y salvar la vida a una persona; también la maniobra Heimlich a una niña que se ahogaba, con total eficacia y fe. Era una persona abnegada, con un gran amor por los demás y entregado a ayudarles de la manera que estuviera en su mano.

A las dos y media volvieron a su zona de costumbre y se fueron a comer. Aún quedaba el turno de tarde y, como de descanso únicamente tenían una hora, el hecho de ir y volver a casa era absurdo. Ya en la mesa, recibió una llamada de Mónica:

—Hola, ¿qué tal tu mañana?

—Bueno, hoy hemos tenido un día entretenidito, como de costumbre: poca oposición y mucho curro; pero estoy contento, hemos hecho labores importantes y ayudado a personas que nos necesitaban —decía, mientras Mario sonreía escuchándolo—. Mario como siempre, un *crack*, y bueno, yo he hecho lo mejor que he podido en todo momento.

—Ya me imagino. Sé cómo te esfuerzas, eres un amor. Pues yo he estado en el ayuntamiento con temas de burocracia y estoy harta, ¡uf! Ahora me echaré un poco y luego me daré un baño de espuma para relajarme.

—Anda, ¡qué bien! Me parece un plan genial. Ojalá pudiera acompañarte…

—No te preocupes, para esta noche te haré algo que te encanta para cenar, será una noche especial. ¿Sabes por qué…? —preguntó coqueta y poniéndole a prueba.

—Mmm, pues no tengo ni idea —respondió, percibiendo un silencio que sostuvo unos segundos. Luego, sin esperar más, prosiguió—. Que no, mujer, que no he olvidado que hoy es nuestro aniversario de bodas. Soy un desastre para las fechas, pero esta sí que no se me olvida.

Se oyó la risa encantada de ella, que terminó diciéndole:

—Sabía que no se te olvidaría, ¡y pobre de ti! —bromeó—. Que tengas una buena tarde, te quiero muchísimo. —Y lanzó un beso que se oyó como un chasquido.

—Yo también a ti, rubilla. Hasta luego.

—¡Ah, espera, se me olvidaba! Llamaron esta mañana temprano, poco después de que te fueras. Del hospital. No sé cómo te caerá la noticia, pero pasado mañana, el domingo por la tarde, ingresarás en el hospital para que el lunes a partir de las tres de la tarde te implanten el DAI.

—¡No me digas! —dijo, tras quedar descolocado por completo sin saber cómo reaccionar.

—Pues sí, así que vete concienciando. Es algo muy importante. Te necesito a mi lado durante muchos años más.

—Vale, bueno, qué le vamos a hacer… Gracias por decírmelo, intentaré no pensar mucho en ello… Adiós.

—¡Chao!

Ángel se quedó mirando a Mario como si lo atravesara con la mirada. Cuando su compañero se percató, le preguntó:

—¿Qué, una mala noticia?

—Más o menos. Depende de cómo lo mires.

—¡Cuenta!

—Pues nada, que pasado mañana me han citado para hospitalizarme por el tema del que te hablé hace alrededor de dos meses, el desfibrilador.

—Entiendo. Bueno, bien ¿no? La esperanza de vida de la gente que lo lleva es mucho mayor cuando padecen una miocardiopatía hipertrófica y datos del Holter como los que tú tuviste.

—Ya, si eso lo entiendo, pero… Para empezar, el meterme en una mesa de operaciones no me hace la más mínima gracia, y el hecho de llevar un artilugio implantado en mi cuerpo, mucho menos. Ten en cuenta que es algo que ya portaré toda mi vida, vamos, que seré una especie de *Ironman* con un aparato eléctrico conectado al corazón.

Mario empezó a reírse de tal manera que acabó contagiando a Ángel, quien también lo hacía con ganas. La mejor forma que tenía de afrontarlo era quitándole hierro al asunto, porque que lo abrieran y le metieran cables en el cuerpo era una imagen que le hacía estremecerse.

—Y el tema de la baja, ¿lo has pensado?

—Uf, amigo, sobre ese tema no he pensado nada de nada. Es que me resistía a planteármelo, porque no es que sea un miedica, pero con lo bien que vivo hasta ahora, que apenas tengo síntomas y lo sobrellevo muy bien… Si no fuera por Mónica, que me insistió tanto… no sé yo si lo hubiera hecho.

—Ten en cuenta que ella, conociéndola como la conozco, habrá buscado muchísima información al respecto para estar lo más preparada posible. Veo cómo te cuida y es evidente que, a pesar del tiempo que lleváis juntos, sigue enamorada de ti. ¿Crees que ella se arriesgaría a que te expusieras a una muerte súbita, como les ocurre en todo el mundo a miles de personas al año que padecen exactamente lo mismo que tú? Tú, que tanto te preocupas por los demás, tómatelo de otra manera, igual que haces con sus males. Piensa que no es algo que te afectará a ti. Aparte, te lo agradecerán muchísimo tu mujer y todos tus amigos, como yo, a los que nos preocupas.

—Tienes razón. Si me faltaba algún empujón para estar totalmente convencido, me lo acabas de dar.

—¿Crees que no te voy a echar de menos estos próximos seis meses?

Ángel palideció recordando aquella parte en que le advirtieron que durante los siguientes seis meses no podría conducir ningún tipo de vehículo. Este pensamiento volvió a hundirle, pero no quiso que Mario se percatase, y además, en el fondo de su ser, siempre tenía presente este aspecto que su subconsciente había querido dejar en segundo plano.

—Sí, lo recuerdo, fue lo más chocante de toda la enorme cantidad de información que me proporcionó mi cardiólogo. Recuerdo que le pregunté si solo era una recomendación, y me contestó con bastante contundencia que no, que estaba prohibido por la ley vial, y si me paraba la policía en un control conduciendo, era como ir sin seguro o similar. No es un tema baladí. Tú sabes de sobra que también voy a echarte de menos, y a mi trabajo, que para mí es toda mi vida. En ese tiempo me dedicaré con ganas a la oposición, que buena falta me hace.

—Eso está bien —contestó Mario, cayendo en la cuenta de que Ángel no había pensado en la parte práctica de la oposición, la cual no iba a poder afrontar de ninguna manera. Esto no iba a decírselo ahora, bastante tenía ya el pobre. Más tarde, cuando cayera en la cuenta, iba a ser otro martillo golpeando su presente.

La tarde transcurría tranquila, comparada con el ajetreo matinal. Ángel estuvo estudiando sin descanso con dos cafés solos ya en el estómago. Miró el gran reloj circular que presidía la pared, cuya gracia era que funcionaba al contrario que el resto de los relojes. Faltaba sólo media hora para las nueve, hora en que acabaría su jornada laboral. Tenía ganas ya de llegar a casa y descansar; además, le esperaba una noche muy especial. En su taquilla guardaba una cajita *beige* adornada con una simulación de moña marrón, ambos colores con brillantina, que contenía un juego de gargantilla con pendientes que le tenía preparado desde hacía un mes. Este tipo de regalos siempre le desconcertaban; le costaba acertar con algo que a ella verdaderamente le gustase, y no por compromiso, no le resultaba nada fácil. Él prefería elegir entre cuatro o cinco muestras, y ya está. En la tienda le fueron sacando, a su pesar, un gran número de joyas similares, a cual más escandalosa y brillante, para que pudiera comparar y elegir, y le parecía que se iba a desmayar tanto por la variedad como por los precios exorbitados. Al final, tras tantos brillos y formas extravagantes, se decidió por lo tradicional: pequeñas perlas engarzadas que pegarían la gargantilla al cuello, y cuatro perlitas, dos y dos, que constituían los pendientes. Fantaseando con el momento de ver la cara de Mónica cuando se lo entregase, empezó a sonar el teléfono de urgencias. Pablo se asomó:

—Ángel, llaman del hospital de Sanlúcar. Alguien tiene que traer a una chica aquí. Sé que estás a punto de irte para casa. ¿Qué hacemos? ¿Esperamos ya al cambio de turno y descansas por hoy?

La lógica le dictaba a Ángel que se fuera para casa, que el día ya estaba bien aprovechado y que Mónica estaría impaciente por que llegara; sin embargo, era incapaz de actuar dejándose guiar por el mero sentido práctico, porque su cabeza pensaba: ¿y si la accidentada está sufriendo? ¿Y si el cambio de conductor tarda más de la cuenta y la paciente sufre las consecuencias de ese retraso?

—Dime, Pablo, ¿adónde tengo que ir?

Pablo le miró moviendo la cabeza como signo de admiración por su compañero, por la fuerza con que su espíritu le llevaba a ayudar a los demás quedándose él en segundo plano.

—Eres increíble. No sabes cómo todos vamos a echarte de menos el tiempo que vas a estar de baja, en serio —le dijo, con cierta emoción contenida—. Debes ir al hospital de Sanlúcar. Una chica ha intentado suicidarse tomándose dos cajas de pastillas y hay que trasladarla aquí urgentemente. No hace falta que nadie vaya contigo, porque la madre está con ella y le acompañará.

—Ok, ¡pues allá va Ángel! —dijo en tono cómico de superhéroe, y acto seguido bajó el rostro y la voz—. Seguro que más de menos os voy a echar yo a vosotros, amigo. Hasta ahora.

Empezaba a oscurecer y todo un universo de pensamientos invadía en tropel su cerebro confundido. La noche envolvía con sus manos omnipresentes y poderosas cada rincón del exterior. De pronto, una intuición fatal empezó a acecharle, haciéndole pensar que algo en la operación pudiera salir mal. Al fin y al cabo, se trataba del corazón, el órgano más importante del cuerpo, el motor de la sangre que regaba el organismo. ¿Y si moría? ¿Habría marcado quizás en los demás una vida que recordarían meses, o años, o días...? Siempre intentaba mejorarse a sí mismo, pero no era lo expresivo que le gustaría ser: a duras penas alcanzaba su límite de exigencia en las metas que se proponía, sobre todo a la hora de encontrar las palabras apropiadas en cada momento. A veces le gustaría ser un gran orador, un tipo de esos que siempre van sacándose de la manga historias increíbles que, además, supuestamente les han ocurrido a ellos. En cualquier caso, si realmente la historia no les había ocurrido, si era falsa, ¿qué importancia tenía eso? Se convertían en el centro de atención, de modo que normalmente la gente decía de ellos:

—Es encantador, hay que ver qué historias tan graciosas e increíbles cuenta.

Por otro lado, el hecho de meterse mentalmente en la piel de ese tipo de personaje tampoco era una perspectiva que le hiciera feliz.

Otro pensamiento invadió su mente. ¿Tendría que haberse puesto a pensar esos meses atrás en su testamento, quizás? ¿Era una mala persona por no haberlo hecho? Pensando en todo esto, recordó que Mónica le estaba esperando.

—¡Jolín, tengo que avisarla!

Marcó el número de casa y conectó el manos libres.

—Dime, Ángel. ¿Estás llegando? —dijo ella, con tono ilusionado.

—Mónica, no voy a tardar mucho, de verdad, pero es que poco antes de acabar mi turno han llamado desde Sanlúcar porque una chica ha intentado quitarse la vida tomando dos cajas de pastillas y me he sentido en la obligación de ir a por ella y traerla al hospital. Lo siento mucho, sé que es muy importante para ti y…

Ella lo interrumpió:

—Ángel, no sigas, no te disculpes. Termina ese servicio y luego vienes, que estaré ansiosa por que celebremos los dos juntos nuestro aniversario. Se te olvida siempre, pero te lo repito: si no fueras como eres, si no hicieras este tipo de cosas, no te querría como te quiero. Así que no te preocupes, lo que haces es maravilloso.

—Me has quitado un peso de encima. ¡Qué suerte tengo de tenerte, rubilla! Eres lo más importante en mi vida. Te quiero.

Después de la llamada, mientras recorría el camino hacia su nuevo destino, Ángel se puso a pensar en la buena y fuerte amistad que mantenía con Mario desde hacía ya muchos años, a pesar de que él no era persona de tener muchos amigos. Siempre decía que prefería tener pocos y de confianza, que muchos que no le aportasen nada y estuviesen cerca de él por ciertos intereses circunstanciales. Por otro lado, tampoco había tenido mucha suerte en este tema. Un amigo que tuvo, hacía ya tiempo, fue Jorge, marido de Clea, hermana de su mujer, con el que compartía cervezas, risas y desahogos varios. Ambos eran muy distintos, pero las circunstancias de la vida los había cruzado y el resultado era, aunque posiblemente algo superficial, bastante agradable. Fueron muchas copas juntos, partidas a los dardos, billares y charlas las que compartieron, hasta que un trágico día esta amistad acabó de forma radical y dramática. Aquel día, Mónica recibió una llamada de su amiga, la de la voz aguda, diciéndole que de la tienda de su hermana salía mucho humo, que se estaba quemando. Tanto ella como Ángel se levantaron rápidamente del sofá y comenzaron a vestirse. Antes de nada, Mónica escribió un mensaje a su hermana para preguntarle que qué pasaba, si realmente estaba todo ardiendo. Su hermana, escuetamente, le respondió que sólo se había quemado un sofá, nada más, pero que un humo denso había empezado a llenar por completo el local de alimentación que tenían. Sin dar total crédito a su breve relato de lo ocurrido, fueron hacia allá llenos de preocupación. Quedaba de su casa a unos ochocientos metros, un paseo más bien corto. Por el camino, se enteró de que su hermana Clea había mandado un mensaje al tío de su marido, Jorge, en Jaén, al que él consideraba como un padre. En el mensaje le decía que Jorge había prendido fuego a la tienda, información que empezó a preocupar cada vez más a Mónica, la cual aligeró el paso.

Al llegar, Clea mostraba su habitual rostro inexpresivo y extrañamente normal, bromeando con su pequeño como si tal cosa, mientras Jorge presentaba varias heridas. Ángel se había fijado, pero, en principio, no le preguntó por ellas. Éste le dijo:

—Ángel, vamos adentro a echar un vistazo, a ver si ya se ha despejado el humo.

Entraron en el local, que aún mantenía un fuerte olor reconcentrado y algo de humo tóxico del plástico quemado. Ángel curioseó por el cuarto donde estaba el sofá calcinado y todo el suelo lleno de restos de la espuma del extintor. Le daba cierta pena que un local que había visto crecer desde cero, estuviese en ese momento en tan lamentables condiciones.

—Mira, te voy a decir lo que ha pasado, pero que quede entre nosotros —empezó diciéndole Jorge, con gesto serio—. Clea y yo nos estábamos peleando, y se nos ha ido de las manos. Todo empezó porque ha venido una factura de electricidad muy alta y ella dice que es culpa mía por tener todo el día el aire acondicionado puesto, que iba a cerrar la tienda porque no genera más que pérdidas. En un momento dado de la discusión, cuando estábamos faltándonos al respeto duramente, Clea ha cogido un rollo de papel higiénico, le ha prendido fuego y lo ha tirado hacia la zona de las estanterías. Y a mí, en ese momento, se me ha ido la cabeza y he echado el papel ardiendo dentro del cuarto pequeño del sofá, con los dos en su interior.

La primera pregunta que a Ángel le vino a la cabeza fue: ¿cómo había llegado ella al cuarto pequeño del sofá tras prender fuego al papel? Poco después dedujo que Jorge la había llevado en peso, a la fuerza, hasta allí dentro, y tiró el rollo de papel ardiendo sobre el sofá, como para darle una lección, a su manera, en una situación en la que podrían haber muerto los dos. Poco después, el sofá de polipiel había prendido con mucha rapidez, y un denso humo tóxico inundó por completo el aire del establecimiento. Tampoco cuadraba que ella hubiera prendido primero el papel y él lo hubiera cogido ardiendo y llevado hasta el cuartillo aquel.

—Te has jugado el tipo, Jorge. Podríais haber ardido los dos. ¿Y el niño también estaba dentro? —preguntó Ángel, sin entender ciertos puntos de todo aquello y poniéndose en lo peor.

—No, el niño estaba fuera —contestó él algo dubitativo.

Esta contestación a Ángel no le pareció muy satisfactoria, ya que el cochecito del bebé lo tenían en el coche, con lo que era improbable que el niño se hubiera quedado fuera. ¿Había obligado a Clea a meterse allí con él, en aquel pequeño cuarto lleno de humo, con el niño también? Respecto a esto, luego supo que realmente el niño no estaba dentro, sino que permaneció llorando desesperadamente desde detrás de la puerta buscando a su madre, que estaba allí atrapada.

—Desde luego, no es normal que echaras el papel ardiendo encerrándola a la fuerza allí contigo, para que los dos tragarais peligrosamente humo, u os quemarais vivos.

—¿Normal? Y lo que ha hecho ella, ¡¿eso sí es normal?! Aquí si no hay cosas normales, es a partes iguales. Lo suyo tampoco es normal, ¿o sí? —le dijo a Ángel, apremiándole para obtener algún tipo de apoyo en todo aquel desastre.

En el estado de nervios en que se encontraba Jorge, no era el momento de entrar en ningún tipo de discusión. Salieron del local y se quedaron los cuatro en la puerta, esperando a que se airease para que al día siguiente pudieran entrar y hacer limpieza.

Al poco llegó la madre de Jorge con su padrastro. Los dos venían muy nerviosos, esperando ver todo aquello quemado, y preocupadísimos por su hijo.

—Hola —dijo su madre con muy mala cara.

—¿Qué se ha quemado?

—Sólo el sofá —dijo secamente Jorge, con ojos llorosos y grandes ojeras negras.

—¡¿Y tú para qué mierda mandas mensajes a su tío diciéndole que Jorge había quemado la tienda?! ¡¡¿Puede saberse?!! —gritó histérica a Clea, que permanecía sentada. —¿Qué pretendes, que le dé un ataque al corazón?

—Yo hago lo que quiero y no tengo por qué darle ningún tipo de explicación a nadie —le respondió Clea desafiante sin mirarla, mientras seguía manipulando el móvil.

El padrastro, que hasta ese momento se había mantenido silencioso, aunque no pasivo, echaba rayos de cólera con la mirada, y su expresión y movimientos transmitían mucha violencia.

—¡¡Pues no vas a hacer lo que te de la gana!! ¿Te enteras? Aquí cada cual tiene sus armas, y ten mucho cuidado tú con lo que dices y con lo que haces, que te estás jugando muchas cosas, más de las que piensas —dijo a modo intimidatorio, a una distancia y con un tono de voz de lo más amenazantes, dejando en el aire un posible contraataque temible.

—Mira, no seas tonto, que aquí los únicos que

vais a salir perdiendo sois vosotros, ya lo verás. Yo sí tengo grabaciones reales donde soy amenazada y agredida por Jorge, y no pensaba utilizarlas, pero ahora sí lo haré —respondió enérgica, mirándole fijamente y sin venirse abajo lo más mínimo.

—Entonces, ¿tú le has mandado un mensaje a mi tío diciéndole que yo he prendido fuego a la tienda? ¿En serio? —le dijo Jorge, entendiendo lo que hablaban con retraso—. ¿Pero tú eres gilipollas o tienes más mala leche que un perro? Mi tío tiene muchos problemas personales y de salud como para que ahora tú lo andes metiendo en nuestros problemas contándole, además, la historia a tu manera —dijo él, visiblemente afectado y sobresaltado en exceso—. Voy a llamarle ahora mismo, que el pobre no está para tus asquerosas manipulaciones.

Intentó contactar con él usando el teléfono de su madre, pero finalmente hizo la llamada con el de Clea, apartándose unos metros para hablar, aunque a una distancia que aún podía entenderse lo que decía. La conversación de Jorge trataba de quitarle importancia al asunto, así como de desembarazarse de cualquier responsabilidad en todo lo que allí estaba ocurriendo. Cuando Clea vio que la única intención de él era quedar en buen lugar, y ella en el peor y, además, que en vez de llamar con el teléfono de su madre, lo había hecho con el de ella, se acercó a él visiblemente alterada y con los nervios a flor de piel. De un manotazo, le arrebató el teléfono a Jorge, diciéndole que su teléfono no lo tocara. Él apenas reaccionó, aunque su madre sí lo hizo. La llevó contra la pared para quitárselo mediante la fuerza pero, aunque Clea era de baja estatura y delgada, los nervios la dotaban de una fuerza suplementaria. Fue en ese momento cuando le dio un tirón a la blusa de la madre, quien le había vuelto a quitar el teléfono, quedando prácticamente en sostén en medio de la calle. Entonces, su padrastro se acercó con rapidez, con visibles ansias de desfogar su violencia contenida de tiempo atrás contra Clea en aquel mismo momento. Ángel, viendo la peligrosa deriva que había adquirido la situación, se acercó horrorizado para intentar separarles. Cuando Jorge vio a su madre medio desnuda en mitad de la calle por culpa del tirón que le había dado Clea, y comoquiera que su padre parecía dispuesto a intervenir, en principio, forcejeando con ella por el móvil y, poco después, directamente agrediéndola, se lanzó contra ella como un loco con los puños en alto. En un principio, no la alcanzó directamente, porque tropezó con su padrastro, pero después, una vez que se apartó, se fue hacia ella sin ningún tipo de freno. Ya en ese punto, a Ángel no le quedó más remedio, olvidando su amistad con él y actuando por instinto, de abalanzarse sobre su espalda y rodearle con fuerza el cuello con el brazo, a modo de candado, echándolo hacia atrás con todas las fuerzas de su cuerpo. Jorge, ante la imposibilidad de golpearle la cara, la agarró por los pelos con fuerza, como un perro de presa al que hay que matar para que suelte lo que tiene entre las fauces. Ángel, mientras apretaba hacia atrás y retorcía su cabeza hacia el suelo, le decía que parase, que la soltara, que estaba empeorando todo con aquella locura. Jorge, completamente fuera de sí, le decía una y otra vez que ya le daba igual, que lo tenía todo perdido. Finalmente, atraídos por el alboroto, se aproximaron varios hombres e intentaron separar a Clea de Jorge, aunque, como no soltaba sus cabellos, les resultaba tarea imposible. Los padres de Jorge, más que intentar separarlos, parecían aprovechar la situación para seguir agrediendo a Clea. Mónica se acercó cuanto pudo y le propinó una patada en el pecho al padrastro, consiguiendo apartarlo, y tres más en la cara a Jorge, con todas sus fuerzas, intentando que la soltara. Cuando pareció que estaba cediendo, Jorge notó la cercanía de Clea, y entonces, como última idea horrible y desesperada, en su afán por destruirla, por hacerle el mayor daño posible, la mordió en la espalda con la intención de arrancarle un trozo de carne. Cuando Ángel se percató, estaba mordiéndola con fuerza, mientras ella gritaba desesperada en medio de aquel infierno que se había desencadenado en plena calle. Intentó poner su mano con fuerza entre la boca de Jorge y la espalda de Clea, aunque no era fácil. Gracias a eso, y a la patada en la boca que le propinó un chaval que se había acercado a separarles, lograron que la soltara, aunque la herida que le había infligido a la mujer había resultado tremenda; casi le había arrancado el trozo de carne que había mordido, y la sangre manaba espalda abajo. Jorge, siendo consciente de lo que había hecho, gritaba enloquecido a sus padres:

—¡Decidle a mi hija que la quiero!

El sentido de su exclamación evidenciaba que era consciente de que, después de aquello, iría a parar a la cárcel inexorablemente, ya que era reincidente en ese tipo de agresiones, y de que la orden de alejamiento que le impondrían le impediría verla durante un tiempo. Lograron separarlo de la mujer, mientras una multitud rodeaba la zona con una mezcla de horror y expectación. Ella se fue con un grupo de mujeres que la ampararon y llamaron rápidamente a la Guardia Civil para que se hiciera justicia lo antes posible.

Tras tomar los datos a pie de calle para las posteriores declaraciones que tendrían que hacer los testigos, se llevaron a Jorge al coche patrulla, y desde allí, directamente al calabozo de comisaría. Fue la última vez que Ángel le vio. En el fondo de su conciencia, siempre le quedó la duda de si, cuando lo agarró con fuerza por el cuello tirándolo hacia atrás para que no machacase a Clea, empleó todas sus fuerzas posibles, o hubo un ligero margen en que su amistad, su empatía al saber que las cosas nunca son blancas o negras, hizo que no se emplease todo lo a fondo que hubiera podido. Quizás esa pregunta le surgía porque siempre que ayudaba a alguien, se quedaba con la sensación de que podría haber hecho algo más, y esa insatisfacción le llevaba a intentar mejorar cada vez. Lo último que se escuchó en aquella escena fue la voz de un niño de unos diez años diciendo:

—Y pensar que esta mañana ese tío me puso un bocadillo...

Así que, tras aquella dramática ruptura de su amistad con Jorge, sumada a su poca necesidad de estar con amigos con frecuencia, le llevó a que se dedicase en cuerpo y alma a su trabajo y a su esposa. Si en algún momento se terciaba tomar unas cervezas con algún amigo o conocido, no tenía ningún problema en hacerlo, pero sólo en situaciones puntuales.

Ángel llegó al hospital y salió de la ambulancia. Su mente volvió al presente.

—Hola, buenas noches. Mi nombre es Ángel Díez. Suban, por favor. Pueden ir sentadas aquí, en el lateral, si les parece —sugirió, sin saber muy bien qué decir ante una situación tan dura.

—Vamos, sube —le dijo la madre a su hija, con aspereza—, que nos queda una larga noche por delante.

La chica le hizo caso sin mirarla y sin ganas de vivir, pues, a su pesar, su plan no había funcionado. Una vez arriba, Ángel cerró bien el portón y emprendió la vuelta. Desde la cabina las voces se oían perfectamente.

—¿Qué te has propuesto, matarme? —le dijo llorando la madre, mirándola muy cerca y temblando, nerviosa.

—No, mamá, la que se propuso matarse fui yo, ¿recuerdas? —respondió su hija con un sarcasmo totalmente fuera de lugar.

—¿Encima me vienes con gracias? Vamos a dejar el tema, vamos a dejarlo, porque no es sitio ni lugar… —le contestó, sabiendo que no iba a poder aguantar en silencio el resto del camino—. Me vas a matar a disgustos, no quieres a nadie. Toda mi vida luchando para que tengas un futuro, para que seas una persona que valga la pena, que tenga un trabajo en condiciones, ¿y cómo me lo pagas? Intentando suicidarte. Esto es insoportable, ¡Dios mío, esto no hay quien lo aguante!

La hija no volvió a abrir la boca en todo el trayecto, pues sabía que nada de lo que dijera en aquel momento sería oportuno y, además, tampoco estaba muy segura de tener una justificación lo bastante convincente que explicara lo que había hecho. Ángel escuchaba en silencio cómo su madre siguió quejándose, maldiciendo su vida, su suerte.

No podía ni imaginar que, si alguna vez tuviese una hija, ella se sintiese tan desesperada como para intentar quitarse la vida. Sería el mayor fracaso del mundo como padre, como adulto responsable, porque, ¿y si lo conseguía? ¿Cómo vivir con la imagen de una hija muerta, fallecida por sus propios medios al no poder aguantar la vida que le había tocado vivir? No quería ni imaginarlo. De nuevo, la visión tremendista de su posible muerte en el quirófano sacudió su mente. Miró por el espejo retrovisor y vio la pequeña cara triste de la chica que lentamente se apoyó en su madre, la cual ya había abandonado su plegaria y acariciaba el rostro de su hija. Levantó un momento la cara del hombro de su madre, y la miró directamente a los ojos a poca distancia.

—Mamá —susurró—, lo siento mucho —y comenzó a sollozar desesperada y a desahogarse de una vez, algo que necesitaba, que llevaba en las entrañas desde hacía ya rato y que, por orgullo, no decía. La madre contestó que ella también lo sentía, que la quería mucho y que, por favor, nunca más volviera a hacer algo así. Ella le prometió, le juró que jamás volvería a intentarlo.

Ángel, secándose dos lágrimas saladas que inesperadamente llegaron a su boca, con el corazón encogido por un dolor ajeno, las dejó en el área de urgencias deseándoles sinceramente suerte. Subió a su coche, y fue directo a su casa a disfrutar de su mujer, de su vida, de estar vivo, de las oportunidades que el presente y el futuro aún le brindaban. Lo primero que hizo al llegar fue besar apasionadamente a su mujer.

Aquella noche estuvo llena de sorpresas y sensaciones, de amor, de miradas cómplices, de besos y pasión desbordante. Estuvo más cariñoso y atento que nunca: no se cansó de decirle a su esposa lo que la quería, y ella, encantadísima con el increíble regalo que él le había hecho y el torrente de atención con que la envolvía, vivió una noche mágica, el mejor aniversario que pudiera imaginar. La noche acabó brindando por el futuro y la esperanza.

CAPÍTULO 14

Y al fin llegó la hora de dirigirse al hospital, esta vez como paciente. Ya tenía alguna ropa preparada para tres o cuatro días, útiles para el baño y algún libro y un pequeño portátil. Con algunas distracciones se harían más llevaderas aquellas largas horas de hospital que le esperaban. Mónica no hacía más que animarle y él estaba algo inexpresivo. Condujo por última vez en una temporada hasta el hospital. En esa ocasión la carretera se le hizo más corta de lo habitual. Con la mochila en la mano, se dirigieron al ala de cardiología y preguntaron en información. Tras dar su nombre, lo enviaron a la habitación trescientos cuatro. Le dijeron que por qué habían venido tan pronto, que la operación no sería hasta el día siguiente a partir de las tres de la tarde.

—Entonces, ¿podemos venir mañana? —preguntó rápido Mónica.

—Sí, así es, no habría ningún problema.

—Mira, no, ya me quedo. Yo he venido porque me llamaron y me citaron a esta hora del domingo para ingresar y no voy a dar más vueltas, así que ya me quedo —argüí mirando a Mónica haciéndole ver que no insistiera más, que ya me quedaba.

—Muy bien, pues diríjase a la cama asignada y póngase el pijama, por favor.

Fuimos a la trescientos cuatro. La otra cama estaba vacía, pero, por lo que habían podido escuchar, pronto llegaría un compañero. Colocó sus cosas en la taquilla derecha, la que correspondía a su cama, y se colocó el pijama de rayas que tenía perfectamente doblado a los pies de la cama.

—¿Qué, cariño, a que ya empiezo a tener cara de enfermo?

Ella se rio por sus ocurrencias y le dijo que no, que se veía perfectamente que se encontraba muy bien, que no todo era el pijama aquel. Él se sentó en la cama doblando las rodillas para no coger mucho espacio y Mónica pudiera sentarse a su lado también. Ella lo miraba con gran ternura mientras él intentaba pensar en cualquier cosa que no fuera en la operación del día siguiente. La madre de Ángel estaba al llegar, era la persona que estaría con él toda la noche, porque Mónica no tenía fácil el tema de los permisos en su trabajo, y al día siguiente debía levantarse temprano.

—Hola, ¿qué tal, cómo estáis? —dijo Maribel, su madre, dando un beso a su hijo y a su nuera al llegar. Cerró la puerta para que hubiese más intimidad—. Hijo, siento no haber llegado antes, pero me he vuelto loca buscando aparcamiento, no veas cómo está la cosa.

—Sí, mamá, lo sé, también nosotros hemos venido en coche. Bueno, lo ideal es dejarlo en el parking que tiene un precio fijo por veinticuatro horas y ya está, es lo más práctico en estos casos. De todas maneras, no te preocupes, tampoco es que haya ninguna prisa para llegar aquí y comenzar a pasar hora tras hora en esta habitación blanca. ¿Qué traes tú en esa bolsita?

—Pues ya me conoces, varios libros, la lectura siempre me acompaña y me enseña, nunca me aburro porque siempre tengo muchos libros por delante que leer. Es mi *hobby* y mi ilusión.

—Genial, ciertamente es lo mejor que puede hacerse.

Al poco, llamaron a la puerta. Un camillero y una enfermera traían a un hombre mayor recién operado. Llegaba sedado aún, acompañado de una mujer, de edad similar, y otra bastante más joven. Las dos lo miraban fijas con ojos mojados y expresión de preocupación.

—Buenas tardes —se saludaron todos. Se acababan de convertir en compañeros de habitación.

Según fueron hablando, supieron que al hombre acababan de operarlo de un bypass coronario, habían tenido que corregirle tres arterias que tenía obstruidas. Como nos explicaron, dándonos un exceso de innecesarios detalles, le habían abierto el esternón hasta dejar visible el corazón y la arteria aorta. El doctor había tomado tres venas de la pierna, y había hecho un bypass en las arterias atascadas por las que la sangre pasaba con dificultad. Les habían dicho que todo había resultado muy bien y que ya, tras cuatro o cinco días de recuperación, a casa, que esto mejoraría enormemente su calidad de vida.

Hablar de operaciones no era la elección que Ángel prefería, pero qué se le iba a hacer, tampoco iba a escoger las conversaciones. Maribel continuó hablando con los nuevos inquilinos mientras Ángel y Mónica comenzaban una partida al parchís para distraerse juntos haciendo tiempo. En aquel sitio tan aburrido y soso, miraba a su mujer con los labios rojos, las mejillas con un leve rosado, algo de lápiz de ojos enmarcándolos con un negro intenso y le parecía una mujer preciosa, muy atractiva.

Intentó convencer a su madre para que, a última hora, fuera a su casa y volviera por la mañana temprano si quería, que allí se dormía muy mal. Ella le respondió:

—No, hijo, yo he venido aquí a estar contigo. Ya no me iré hasta que no te vayas tú.

La tarde acabó y la noche se hizo muy bien, al menos para él, que durmió plácidamente sin recordar sus sueños. El día siguiente se presentó sin avisar. La mañana, que fue un desfile de chicas jóvenes haciéndonos análisis y tomando datos, resultó algo larga. Ángel observaba los cuidados constantes que la hija de su compañero de habitación le brindaba a cada momento. Miraba a su padre con un profundo amor, y su mujer también le daba un beso cada poco tiempo. Era hermoso observar cómo lo mimaban, dos mujeres pendientes de él a cada instante queriéndolo muchísimo y demostrándoselo constantemente. Debía sentirse muy afortunado, aunque seguramente también se lo merecería por el tipo de vida familiar que había llevado. Ángel, en ese sentido, tampoco podía tener quejas.

Tras desayunar le habían indicado que no tomara ni alimentos ni líquidos hasta después de la operación. A las tres y media llamaron a la habitación y entraron diciendo en alto su nombre. Llegó el momento. Su madre y su esposa lo miraban compasivas y él trató de no exteriorizar sus sensaciones, no era necesario. Se lo llevaron y, al llegar a la puerta que daba acceso a la zona de cirugía, les indicaron que ya allí no podían pasar, que la operación tardaría unos tres cuartos de hora. Condujeron la cama hasta una gran sala fría y llena de aparatos.

—Buenos días, Ángel, ¿qué tal? —le dijo el Dr. Alba, cardiólogo y cirujano que le atendió la última vez en consulta para explicarle todo lo relacionado con el DAI y que sería el especialista que lo trataría en el futuro—. No se me reconoce ahora con esta bata verde, ¿cierto?

—La verdad es que en un primer momento no le he reconocido.

Al que sí reconoció al instante fue al Dr. Conde Ruz, el médico en prácticas que aquel día estuvo detrás del doctor tomando notas y mirándolo fijamente sin hacer gestos, y al que el doctor acababa de llamar la atención por llegar tarde a la operación.

—Este es mi compañero en prácticas, no sé si lo recordará. Va a ser mi ayudante durante la implantación, menos mal que al fin ha llegado. Está usted muy serio, ¿no? —bromeó intentando quitarle importancia al momento.

—Bueno, a decir verdad, tampoco estoy ahora para contar chistes.

Se rieron y comenzaron el proceso. En un principio, lo cubrieron por completo con una sábana verde. Un irremediable humor negro le dijo:

—Esta gente primero me trata como a un cadáver y luego me opera.

Tras unos minutos, le indicaron que girase la cabeza hacia su lado derecho. Descubrieron un poco la sábana por ese lado, tipo tienda de campaña, y descubrieron parte de su pecho. A partir de ahí ya no había ningún tipo de control por su parte, de actuación, simplemente dejarse hacer, aguantar las sensaciones y no quejarse, ya que no iba a servir para nada. Además, ansiaba dejar todo aquello atrás de una vez.

El Dr. Conde Ruz tenía un brillo especial en sus ojos, estaba claro que lo dominaba una gran emoción que su compañero el cardiólogo confundía con nervios.

—Tú me vas a ayudar en todo, así que pon mucha atención. Partes de esta operación las vas a hacer tú.

—Perfecto, lo estoy deseando.

Esta frase quedó un poco extraña a oídos de Ángel. "¿Lo estoy deseando?". No sabía cómo tomarse aquel entusiasmo. Todo daba igual, ahora era un muñeco entre sus manos.

Sintió cómo limpiaban la zona con una gasa fría dando varias pasadas. De pronto, sintió una larga aguja penetrar su piel profundamente, dolor que le hizo agarrarse con fuerza a los laterales de la mesa de operaciones.

—Ups, no te he avisado que te íbamos a pinchar, ¿no? El Dr. Conde acaba de administrarte silocaína para que no sientas ningún dolor. Ya sabes, la culpa de los pinchazos a él —dijo el cirujano a Ángel en tono de broma. Él pensó que mejor que no lo hubiera hecho, ya que avisarle de que le iban a pinchar en el pecho tampoco hubiera sido ningún alivio.

Sintió un segundo pinchazo, también desprevenido, cerca del primero, que también punzó bastante. Era lógico que doliera un poco, estaba claro que no le iban a poner anestesia para la anestesia. Torció ligeramente el gesto, pero no dijo nada: sería absurdo quejarse, porque era parte del procedimiento normal, aunque le habían dicho que lo hiciera en caso necesario. Esperaron un poco para que la silocaína comenzara a hacer efecto. Le advirtieron de que si estaba algo nervioso podían sedarle un poco para relajarlo más. No lo dudó un segundo y pidió directamente que lo hicieran. Cuanto menos sintiera, mejor. Así lo hicieron al momento colocando una bolsita en la vía.

—Ahora ve abriendo poco a poco con el bisturí eléctrico en la zona pectoral —ordenó el Dr. Alba—, y mientras tanto, con la otra mano, ve secando de sangre la zona abierta. Como ves, la abertura se va cauterizando a la vez que se produce, de forma que no se produce una gran salida de sangre.

Ángel pensaba en lo poco agradable que resultaba el que fueran explicando en voz alta el proceso que iban siguiendo, cada pequeño paso a realizar, lo que le daba una imagen concreta en cada momento, cosa que le hubiera encantado poder evitar. Pero en aquella situación, él no era nadie, y la función del cirujano principal era formar al otro en prácticas, como era natural. Otra de las experiencias inolvidables que estaban en proceso era el olor de su propia carne quemada, lo que absurdamente le trajo a la mente su afición por las barbacoas. Sonrió levemente antes de seguir sufriendo aquel calvario.

El tamaño de la abertura ya era suficiente como para crear el bolsillo subcutáneo, pero el Dr. Conde lo amplió algo más de lo necesario, como si se hubiera equivocado —pero no tanto como al pobre alemán, claro—, cosa que, aunque no gustó al Dr. Alba, tampoco le importó mucho, ya que después lo cerrarían y todo quedaría bien. Abriendo con las pinzas la zona podían ver con claridad la vena cefálica. Prepararon el catéter ventricular, que llegaría al ventrículo previa introducción por la vena cefálica. Anubis trató de canular dicha vena, pero no era fácil realizar el proceso con delicadeza y provocó una pequeña hemorragia que el cirujano tuvo que atajar con rapidez. Ángel notaba las manos poderosas y poco expertas del Dr. Conde apretar sobre su pecho abierto, y oía al cirujano indicarle y darle ánimos. La sensación era la más desagradable que había sentido en toda su vida. Se sentía como una indefensa cobaya de laboratorio. El médico en prácticas fue introduciendo el cable a través de la vena cefálica y la subclavia siguiendo la vena cava superior hasta el corazón. Incluso sedado, podía sentir cómo el cable iba surcando su interior centímetro a centímetro. A través de los aparatos de control, se podía apreciar los saltitos que daba el cable provocados por los movimientos de la válvula tricúspide. Una vez estuvo el cable perfectamente situado en su lugar del corazón, el cirujano pasó al Dr. Conde el DAI para que empezara a atornillarlo y colocarlo en un lugar exacto para que no se moviera. La operación estaba llegando a su fin. Quedaba situar en el "bolsillito" subcutáneo el aparato, dejarlo bien fijado, comprobar su funcionamiento y cerrar.

De pronto, una enfermera irrumpió en sala de operaciones con la cara descompuesta.

—Señor Alba, parece ser que hay una emergencia en su domicilio. Han informado de una explosión de gas y su mujer…, bueno, acérquese lo antes posible. Lo siento.

Ángel no sabía cómo reaccionar ante todo aquello, qué pasaba con él ahora. El cirujano miró al Dr. Conde por unos segundos y le dijo:

—Aquí sabes ya perfectamente lo que falta, ya es cuestión de atornillar el cable al DAI, colocarlo en su lugar correspondiente, y cerrar, nada más. ¿Te ves capaz?

—Por supuesto, no se preocupe por nada, esto lo acabo yo perfectamente. Corra que lo suyo parece urgente.

—¡Te debo una!

Y eso hizo, rápidamente se dirigió a casa. Estaba preocupadísimo por su mujer, esperaba que estuviera bien, que, si era cierto lo que decían que había ocurrido, no la hubiera cogido dentro de la casa, o de forma directa.

La mujer del doctor Alba era persona de costumbres que odiaba la impuntualidad. Todos los lunes quedaba con su amiga Maica para merendar y contarse sus cosas. Maica era una de esas personas que tenían la imperiosa necesidad de ir contando su vida personal a alguien que la escuchara y aconsejara, y bueno, Eva, en su papel de amiga atenta, era la ideal. Su trabajo de psicóloga la hacía un imán para sus amigas inseguras. A ella no le importaba, las aconsejaba y escuchaba con gran paciencia y empatía. Pasaban un buen rato de charla y café, pero a las cinco y media en punto siempre estaba de vuelta en casa para realizar sus ejercicios de pilates. Para ella, los horarios eran fundamentales, igual que para Anubis, que, justo antes de acudir al hospital para realizar la operación de Ángel, se había pasado por la casa de ella dejando el gas abierto el tiempo suficiente como para que en cuanto encendiera una luz, la casa volara por los aires. Por eso llegó algo tarde. No tenía nada especial contra ella, pero tenía que sacar de la sala de operaciones al doctor y, si no era algo muy personal y grave, no resultaría. Un peón más de su tablero. Llevaba tiempo siguiéndola, estudiando sus costumbres, y el hecho de ser tan maniática con la puntualidad hizo que pudiera calcular su acción al milímetro. De hecho, durante la operación miraba el reloj esperando las cinco y media en punto y todo salió con una exactitud quirúrgica.

En la sala de operaciones, el doctor Conde se dirigió a Ángel:

—¿Cómo estás? ¿Sientes algo de lo que te hemos hecho?

—La verdad es que sí, yo no he querido quejarme porque soy consciente de que hacéis lo que debéis, pero hay momentos que me están resultado muy molestos y algo dolorosos.

—Hagamos una cosa, te voy a sedar más aún para que el resto del proceso no lo sientas, ¿qué te parece? El cirujano principal no lo ha hecho por los protocolos, pero bueno, podríamos saltárnoslos un poco, ¿no crees?

—Pues qué voy a decirte, me parece una idea genial, al cuerno los protocolos —dijo mientras ambos reían.

En esta ocasión, la sedación la colocó el propio Anubis saltándose al personal que normalmente lo hacía y que con el revuelo que había causado la urgencia del doctor, no estaban en ese momento. Al poco tiempo, Ángel quedó dormido, y el doctor en prácticas ya pudo rematar su trabajo, pero no el del cardiólogo, sino el suyo propio. Cogió el DAIA, como a él le gustaba llamar a su DAI modificado (Desfibrilador Automático Implantable de Anubis), y lo puso al lado del paciente. Debía darse prisa, no quería que este último paso lo viese nadie, no quería testigos. Ángel estaba por completo en sus manos. Sacó el segundo cable, el que había confeccionado a base de tecnología, física y ciencia durante muchos meses de trabajo e investigación, y empezó a introducirlo por la vena yugular interna izquierda, atravesando el agujero rasgado superior, conectando con el seno petroso inferior y accediendo al seno cavernoso, el final del camino, su objetivo exacto. Una vez perfectamente situado, atornilló al DAIA el cable superior de control cerebral, y el inferior que ya estaba perfectamente en su sitio, de control cardiaco. Empezó a hacer las comprobaciones del aparato, pero no sólo con el aparato oficial, sino con su superordenador con un *software* adaptado, hecho por él mismo, perfectamente preparado para el control y seguimiento de su aparato. Comprobó los valores del umbral de estimulación, las impedancias, tanto de estimulación como de desfibrilación, y los valores de amplitud de las ondas P y R. Programó entonces los parámetros de estimulación y terapia antitaquicardia más adecuados para el corazón de Ángel, comprobando la posición radiográfica de los electrodos. Respecto al lado superior, al que más importancia daba, en primer lugar, mediante una descarga dirigida, consiguió abrir y cerrar la mano del paciente, y después, levantar un poco el brazo, evidentemente el derecho, ya que el izquierdo debía tenerlo varios meses sin levantarlo ni cargar peso. El trabajo se había basado en la utilización del cerebro como los pacientes que mueven brazos robóticos mediante estimulaciones eléctricas. Con el paciente dormido, logró hacer que abriera los ojos y visualizar en la pantalla del ordenador lo que sus ojos captaban, y lo mismo con el oído. El audio también era correcto. Tenía total control de movimiento, audio y visión del paciente. Una vez que el *software* estaba en perfecta sintonía con el receptor, era cuestión de seguir implementándolo, pero ya sin tener que tocar más durante años el interior del aparato, o lo que era lo mismo, el interior de Ángel. Más aún, gracias a su chip estrella, un receptor de *wifi* minúsculo capaz de conectarse a Internet por radiofrecuencia, tecnología habitual de comunicación de los DAI, el contacto con su microchip podría ser desde cualquier lugar con su ordenador y las coordenadas oportunas. La alimentación tampoco era problema, ya que, durante ocho o diez años, el sistema usaría la electricidad del condensador, cuya modificación estaba pensada, más que para salvarle la vida a Ángel, para que pudiera mantener funcionando el sistema. Estaba muy satisfecho y una gran sonrisa maligna enmarcaba su rostro. Rápidamente empezó a coser la abertura. Una vez cerrada, desaparecía por completo la prueba de su implante, de su modificación. Cuando iba ya por la mitad, entró una enfermera, que hacía rato debía estar allí con él, diciéndole que los familiares de Ángel estaban muy preocupados por su estado, preguntaban nerviosos si habían surgido complicaciones, porque no entendían que hubieran pasado ya dos horas desde que entró y ellos no supieran nada de nada.

—Diles que la única complicación ha sido que el cardiólogo cirujano jefe ha tenido que irse por problemas personales, pero que la operación ha sido un éxito y que en pocos minutos su familiar estará ya en la habitación con ellos.

Esta información tranquilizó algo a Mónica y Maribel, aunque, hasta que no lo vieran, no iban a descansar de su enorme malestar y preocupación. Poco a poco fue despertando Ángel. Estaba completamente débil, con náuseas y sin ganas de moverse. Una enfermera y un camillero vinieron a por él.

—Bueno, Ángel, ahora te cubrimos la cicatriz y listo.

Primero colocó un apósito bien pegado sobre la misma que cubrió la zona por completo, y luego, dos vendas asidas con fuerza desde el sobaco hasta la parte alta del estómago. La presión fue la adecuada. Tras esto, lo colocaron en decúbito lateral y le ajustaron una sábana debajo, en la mitad del cuerpo. Luego, con cuidado, hicieron lo mismo, pero al contrario, quedando bajo su cuerpo una sábana entera que pudieron asir con facilidad y en un movimiento justo, lo colocaron sobre la cama. Antes de irse, balbuceando, preguntó a Anubis que cómo había ido todo. El doctor le hizo un signo de OK con el pulgar derecho y una enorme extraña sonrisa plena de felicidad y satisfacción. Al salir de la sala, atravesando un largo pasillo poco iluminado, pudo ver a Mónica con los ojos brillantes y ojerosos, y a su madre, preocupadísima también. Él intentó poner su mejor cara, pero no le salió más que una mueca de sonrisa. Junto a él, acompañaron la cama rodante hasta la habitación. Ángel era consciente de que tendrían mucha impaciencia para que les contase algo, si había sentido dolor, si lo habían dormido del todo, cómo se encontraba, pero en ese momento no estaba para muchas explicaciones ni historias. Sólo precisaba descansar, e irse recuperando poco a poco, no tenía otra cosa que hacer.

Para ellas, el intento de sonrisa de Ángel resultó de lo más triste del mundo. Lo conocían demasiado bien.

Se asomó una enfermera para decir a sus familiares que el cardiólogo quería hablar con ellas un momento. Fueron hasta su despacho y, ya en él, les dijo que la operación había sido un éxito, que todo había salido muy bien, y les entregó una caja parecida a las de los teléfonos móviles.

—A este aparato lo llamamos el Iphone —dijo intentando parecer simpático algo sobreactuado—. Debe estar siempre enchufado y el lugar ideal recomendado es la mesilla de noche de la habitación. Este aparato descarga y actualiza la información desde el DAI, y la manda a la central en Berlín y al hospital. Si registrara cualquier tipo de anomalía, rápidamente nosotros os llamaríamos para que vinierais. ¿Entendido? Si alguna vez fuerais de viaje, debéis tener la precaución de llevarlo. En todo caso, si a unas malas estuviera dos o tres días sin el aparato cerca, tampoco sería gravísimo; al conectarse se descargaría todo y ya está, pero no es lo más recomendable.

—De acuerdo, doctor, muchas gracias.

Mónica, aunque esperó hasta el último momento, tuvo que irse. Su cara de enorme tristeza por no poder quedarse acompañándolo, cuidándolo durante la noche, quedó marcada en la pupila de Ángel como un gran vacío.

CAPÍTULO 15

Aquella noche fue un verdadero calvario, más por la posición estática que le habían recomendado que mantuviese, que por la propia herida. Verdaderamente, en la zona del hombro izquierdo sentía como un puñal incrustado recientemente bajo la clavícula derecha, pero en la zona lumbar, los riñones lo estaban matando: sentía un dolor punzante y constante a izquierda y derecha, producido por tantas horas sin moverse. Ese dolor no lo había previsto. Aunque le habían aconsejado que no se moviera durante las siguientes veinticuatro horas, balanceaba ligeramente el cuerpo hacia los lados en un intento de aliviarse un poco. Al verlo agitarse tanto, su madre se acercó a las tres de la madrugada para preguntarle cómo se encontraba. Ángel le explicó el dolor que sentía en la zona lumbar. Entonces, ella se dirigió al mostrador del pasillo por si podían administrarle algún calmante, pero le dijeron que no era posible, que ya le habían dado uno hacía tres horas y que había que esperar aún un poco.

Anubis, gracias a su dispositivo, se había logrado introducir en la mente de Ángel, viendo con claridad, aunque con poca luz, al paciente que dormía plácidamente a su lado, y a Maribel, que intentaba conciliar el sueño sin conseguirlo en aquel incómodo sillón. También pudo comprobar, en un test de su organismo, el sufrimiento que le aquejaba. En esta ocasión, se apiadó de él y disminuyó la sensibilidad de su cerebro al dolor, comprobando cómo lograba que se relajara y durmiera al cabo de unos minutos.

Al día siguiente, a la misma hora en que se produjo la operación, se presentó el doctor Conde para ver cómo se encontraba. Ángel se extrañó de no ver a su cardiólogo habitual y preguntó por él.

—Me temo que ha sufrido una desgracia personal y, por tanto, soy yo quien va a atenderte —dijo, sonriendo ante la perplejidad de Ángel. Este le explicó las molestias de la noche, y el doctor en prácticas le explicó que era normal, que no se preocupara y que, a partir de ese momento, ya podía incorporarse y dar algún paseo por el pasillo hasta el gran ventanal. Esto alivió enormemente al paciente quien, tras dar varios paseos, sintió cómo el insoportable dolor de riñones desaparecía prácticamente por completo. También le dijo que al día siguiente le quitaría las vendas y el apósito, se lo volverían a curar y cubrir y que, tras eso, podría irse ya a casa. Fue la mejor noticia que Ángel podía escuchar.

Y así ocurrió. A la misma hora aproximadamente que el día anterior, una enfermera mayor, con el pelo blanco y gafas pequeñas rosas, muy dicharachera, le quitó con dolorosos tirones las vendas pegadas. Con algo de más cuidado retiró el apósito. Se veían los hilos negros cruzados a lo largo de toda la línea rojiza, que se marcaba con total claridad. Lo curó con delicadeza, diciéndole que la herida estaba muy bien, y volvió a cubrírsela, en esta ocasión con un apósito más pequeño, menos visible y molesto. Tras esto, se vistió en el baño con la ayuda de Mónica, que estuvo atenta hasta el mínimo detalle, y se fueron para casa. Ahora comenzaba una etapa extraña para él: una temporada en la que debería ocuparse para no sentirse inútil, dada su actividad habitual. Durante el día tuvo suficiente tiempo para pensar que no podría presentarse a la oposición, ya que durante el periodo de los exámenes aún continuaría de baja. No había caído antes en ese maldito detalle y pensó que Mario, su querido amigo, sí lo habría hecho, pero no se lo comentó para no aumentarle las preocupaciones que ya tenía. Esto le causó un gran pesar.

Ya por la carretera, Mónica propuso parar en un bar y tomar una cerveza, sabiendo que posiblemente a él le apeteciera. Así lo hicieron, pero notó en su mirada una tristeza nueva, un pesar profundo del que era evidente que no tenía muchas ganas de hablar, con lo que, en lugar de preguntarle en ese momento, lo dejó con sus silencios y su mirada vacía que la preocupaban muchísimo. Pasaron el tiempo allí relajadamente, mirando por la ventana los grandes campos de cultivo.

CAPÍTULO 16

Esa tarde, Ángel estuvo bastante silencioso y cabizbajo mirando sin ver la televisión en el sofá. Concursos absurdos con músicas simples y pegadizas se repetían una tras otra. Mónica lo fisgaba de reojo, y con el máximo tacto que pudo le dijo:

—Ángel, me tienes preocupada. ¿Qué te pasa? ¿Qué sientes?

—Uf, pues… me siento como suspendido en un extraño vacío en el que no hay dirección, rumbo, sentido. He dejado mi oposición, con la que en esta ocasión estaba más enganchado que nunca; mi trabajo con la ambulancia, gracias al cual podía ayudar a otras personas a diario con dinamismo y diligencia; y ya, para colmo, ni puedo conducir ni ayudar prácticamente en nada, ya que no debo coger peso, ni levantar o usar en demasía el brazo izquierdo. ¿Cómo quieres que esté? En el limbo…

El verlo tan triste a Mónica le rompía el corazón; no estaba acostumbrada a ese Ángel apesadumbrado y derrotado, y no era nada fácil encontrar palabras de ánimo para él, pues todo lo que decía era comprensible.

—Mira, Ángel, esta experiencia la estamos pasando juntos; no voy a decirte que sé exactamente cómo te sientes, pero estoy aquí apoyándote todo lo que puedo, y me siento hundida cuando veo tu mirada perdida y la tristeza que estás mostrando desde que hemos salido del hospital y te has encontrado con la nueva realidad que nos ha tocado vivir. Piensa que tú raramente estás enfermo y eres quien me cuida a mí; y ahora, pues ha tocado que sea al revés. Eres tú quien necesita ser ayudado sin poder ayudar, ¿y qué pasa? ¿Tan terrible es eso? Deberías pensarlo de otra manera; digamos que en estos meses que tienes por delante, tienes la oportunidad para hacer lo que nunca has podido desarrollar de ti mismo por falta de tiempo. Eres una persona inquieta y estoy segura de que tienes mucho que ofrecer. No sé, podrías hacer una lista de proyectos posibles en estos momentos; incluso podrías plantearte un horario.

—Sí, bueno, eso es cierto. La lectura es algo que siempre me ha atraído, pero nunca he podido hacer todo lo que me hubiera gustado por falta de tiempo. También podría aumentar mi presencia en el ala de oncología infantil, adonde voy los sábados por la mañana. Es algo que me llena mucho. Podría ir a leerles cuentos.

—¡Excelente idea! A ellos seguro que también les encantará, sobre todo por la mañana, ya que, al ser horario laboral, hay pocos voluntarios.

—Pues bueno, parece que empiezo a tener algún plan para ocuparme —dijo algo más animado—. Muchas gracias, cariño.

—De lo que sí debes tener mucha precaución es en no darte ningún golpe ni cargar nada con el brazo izquierdo. Me contaste que lo pasaste mal en la operación. Pues imagina que por un despiste tienes que volver a pasar por el quirófano...

Un escalofrío recorrió la espalda de Ángel, viéndose de nuevo en la mesa de operaciones y dejándose hacer durante un tiempo larguísimo. Por las mañanas, al observar la zona alrededor del apósito, veía un moratón grande que iba bajando poco a poco, y un picor continuo se apoderaba de él en la zona tapada. Mónica tenía razón: no debía cometer ninguna imprudencia, el asunto era muy delicado como para no tomárselo muy en serio. Por otro lado, como tampoco quería estar dependiendo de Mónica todo el tiempo, cogería el autobús para desplazarse.

Ángel dejó transcurrir una semana completa antes de decidirse a ir con los niños. No fue fácil convencer a su mujer de que le dejara ir solo. Su reticencia era normal, ya que la operación era muy reciente, además de que ella era muy sobreprotectora; aun así, Mónica entendió que era algo que él necesitaba para su propia estabilidad, y no le insistió más para que desistiese. Así que, repitiéndole varias veces las advertencias a seguir, lo vio salir de la casa, con su brazo izquierdo un poco pegado al costado, posición que le habían recomendado, hacia la parada del autobús.

Una vez en camino, Ángel empezó a mirar extraña y analíticamente a su alrededor. Se fijó en un hombre mayor que iría a dar un paseo por el centro para distraerse; en una chica joven vestida de uniforme y acompañada de la que seguramente sería su madre, las cuales posiblemente se dirigirían al médico en horario escolar; y en un chaval, que parecía haberse fugado del instituto o, al menos, no haber aparecido por él, con unos llamativos auriculares azules muy grandes en las orejas. Los miró algo asqueado, con ojos que juzgaban a seres con una vida miserable, sin importancia, absurda. Cambió de autobús y se dirigió hacia el centro. Entró en una droguería y compró un bote de potente matarratas líquido que no tenía un peso excesivo. Atravesó la acera y en la farmacia compró una caja de jeringuillas y agujas hipodérmicas. Fue a una cafetería que hacía esquina y entró en el baño. Introdujo una de las agujas en el bote de matarrata y llenó la jeringuilla. Puso el tapón y la dejó caer en el bolsillo derecho del pantalón. Entonces la vio: allí estaba a quien buscaba. Se trataba de Claudia, una agente de seguros que, según sus investigaciones, había estafado a muchas personas ingenuas a las que, al contratar la póliza, les decía que les haría un buen descuento si el pago lo realizaban en metálico. Se quedaba con el dinero y no formalizaba seguro alguno, con lo cual las personas creían haber contratado un servicio que no existía. Además, utilizaba sin su consentimiento las cuentas bancarias de una docena de familiares suyos, algunos de ellos ya fallecidos, para suscribir y cancelar pólizas ficticias que sus clientes habían pagado en metálico.

La elegante mujer, con prisas por ir al baño, acababa de pedir un café solo largo, e indicó a la camarera que se lo dejara en la mesa de la ventana, seguramente su lugar del bar acostumbrado. El café humeante y denso la esperaba. Ángel se acercó a la zona de la ventana como mirando a través de ella y se detuvo. Con un movimiento preciso, vació la jeringuilla en el café y se sentó al lado. Pronto se acercó la camarera y él pidió una infusión de manzanilla. La mujer llegó y, con prisa, se tomó el café. Él la miraba desde el lado mientras lo hacía. Cuando ella se levantó para irse, él le dijo:

—Claudia, recuerdos de Marcial.

Ella lo miró dos segundos, preguntándose cómo aquel tipo sabía su nombre.

—Se ha equivocado, no conozco a ningún Marcial, lo siento. Bueno, tengo prisa, adiós —terminó, alejándose de un individuo a quien jamás había visto y que la miraba de manera tan turbadora.

La mujer salió de la cafetería para volver al trabajo, y empezó a sentirse mal. Sin saber cómo ni por qué, vino a su mente un recuerdo del pasado, de su niñez. El nombre de Marcial se repetía en su cabeza como una oración, como un eco. ¡Recordó, sí! Marcial fue aquel chico débil del orfanato que murió justo después de que ella, junto a su grupo de amigos, le asustase. ¡Cómo lloró aquel día! Fue una gran tragedia de la que, en el fondo, siempre se había sentido culpable en lo más hondo de su conciencia. Ángel rápidamente pagó y la siguió. Vio cómo ella, moviéndose extrañamente, se llevaba las manos a la barriga, pero seguía a paso rápido; estaba claro que iba justa de tiempo. Cruzando la carretera con prisas y cierto desequilibrio, la mujer sintió un dolor brutal y empezó a echar espuma por la boca, al tiempo que un camión que no pudo esquivarla la embistió brutalmente desplazándola a más de cinco metros. El conductor frenó a fondo, pero fue inevitable que tanto las ruedas delanteras como las traseras bloqueadas pasaran con todo su peso sobre ella. Destrozada, quedó muerta al instante en un baño de su sangre que no cesaba de manar.

Ángel se acercó y pasó de largo hacia la parada del autobús. Tras dos transbordos y un buen rato, estaba ya cerca del hospital. Sintió un escalofrío y miró hacia los lados. Se había quedado como adormilado. Hacía un día precioso y un espíritu optimista lo envolvía. Sonrió sinceramente a la anciana que ocupaba el asiento frente al suyo, y poco después bajó del autobús. Sentía una gran impaciencia por ver las caritas de los niños mirándole mientras les leía un cuento. Era algo que verdaderamente necesitaba.

En poco tiempo comenzaba el día en el hospital para Anubis. La mañana había sido bien aprovechada: una vieja cuenta empezaba a saldarse. Estaba muy orgulloso de sí mismo, de su trabajo, de su inteligencia, de su tecnología. Había llegado su momento. El mundo lo comprobaría.

CAPÍTULO 17

egún pudo saber Anubis, el día en que implantaron el DAI a Ángel, su colega, el doctor Alba, cardiólogo cirujano, tras salir a toda prisa del hospital al recibir la noticia de que se había producido una explosión de gas en su casa, se dirigió a esta muy preocupado.

De camino a las afueras de El Puerto de Santa María, donde tenía su domicilio, los kilómetros parecían aumentar en la medida en que avanzaba la ruta. En su cabeza se barajaba todo tipo de situaciones terribles, aunque rogaba a Dios, entregado a su fe como nunca, que ella no estuviese en la casa en el fatídico momento. Nadie le había informado a ese respecto, y la incertidumbre lo estaba devorando por dentro. Negros nubarrones iban ocupando y oscureciendo la cúpula trágica que cubría el horizonte. Los campos, antes amarillentos y verdosos, se habían apagado en una disminución desgarrada de brillos, contrastes y saturación. A falta ya de pocos kilómetros, pudo observar en el cielo, a lo lejos, una estrecha cortina grisácea que ascendía y aumentaba de tamaño según él se aproximaba. Era evidente que procedía de su casa.

Al llegar, tuvo dificultades para acercarse a la entrada, pues servicios de urgencias sanitarios, cuerpos policiales y bomberos ocupaban gran parte del espacio. Dejó el vehículo mal aparcado, sin bloquear y con las llaves puestas. De una carrera se acercó y pudo comprobar su hogar destrozado. Aún había llamas y la imagen era desesperanzadora. La policía ni siquiera le impidió el paso, ya que llegaba con su pantalón y camisa verde de cirujano que no había tenido tiempo de quitarse, con lo que, más que un curioso o un familiar, parecía más bien perteneciente al servicio de urgencias. Se acercó a los sanitarios que le impedían ver a la persona que permanecía en el suelo prácticamente inmóvil. Era su mujer. Los bomberos habían tenido que entrar a por la persona que estaba en el interior de la vivienda, hallándola en un estado deplorable.

Permanecía en una camilla donde la habían colocado lo más delicadamente posible y se encontraba cubierta con una manta isotérmica. Lo sujetaron entre dos bomberos para que no se acercara más, pues no iba a ser de gran ayuda que se echase encima de ella. Se llevó las manos a la cara y se puso a llorar desconsolado, imaginando el dolor que estaría soportando su esposa, siendo consciente, además, del enorme peligro que corría su vida. Al poco, llegó el helicóptero de urgencias, al cual se subió también, ya que no quería dejarla sola ni un momento, y se la llevaron con rapidez.

Tras unas horas de atención intensiva en la unidad de quemados, la clasificaron en pronóstico reservado: su estado era muy grave y la evolución futura era impredecible; había un gran riesgo de que surgieran complicaciones.

CAPÍTULO 18

maneció un invernal domingo gris que invitaba a quedarse en casa más que a adentrarse en los entresijos de un día tan desagradable. Anubis subió a su vehículo y se dirigió a la dirección que había conseguido de la vivienda de Enrique Vilseco, un tipo solitario que trabajaba en una gasolinera. Permaneció allí apostado durante al menos dos horas, hasta que lo vio salir. Supuso que pronto empezaría su horario laboral de domingo. Lo fue siguiendo a una distancia prudencial, para que no notase nada anómalo. Tras unos kilómetros, se adentró en la gasolinera donde trabajaba hacía años. Aparcó su vehículo en un sitio reservado para los trabajadores, y entró en un cuarto para ponerse el mono de trabajo. Anubis paró en el surtidor. Realmente necesitaba repostar. Pronto apareció Enrique y con cara amigable le preguntó:

—Buenos días. ¿Qué le pongo, amigo?

—Diesel extra, por favor —respondió Anubis, observándole—. Qué día tan desagradable, ¿verdad?

—Pues sí, es de esos días en que lo mejor que puede hacer uno es quedarse en casa. Yo, si no tuviera que trabajar, no hubiera salido ni de broma.

—¿Puede dejarme la llave del lavabo, por favor?

—Por supuesto, tome —le respondió, sacando la llave de una riñonera que llevaba con las monedas para el cambio.

Anubis fue al aseo y sacó del bolsillo un estuche rectangular que contenía una especie de masa maleable. Extrajo la llave y la hundió en la masa, hasta que se marcó a la perfección la forma de la misma. Había espacio suficiente en el estuche como para hacerlo por los dos lados. Una vez hecho esto, la colocó de nuevo en el enorme llavero de madera y, de vuelta a su coche, se la devolvió al empleado de la gasolinera. Este se quedó mirándolo con ganas de preguntarle adónde iba, pero no le pareció oportuna tanta curiosidad hacia alguien a quien no conocía de nada y que realmente no le importaba. Anubis intuyó su interés.

—Llego aquí, a Jerez, para pasar unos días —le dijo, seguro de que el otro no le conocía.

—Pues, ¿sabe usted que su cara me resulta familiar…? —le dijo Enrique, con voz dubitativa.

—Bueno, no es la primera vez que me lo dicen. Supongo que no tengo unas facciones muy originales.

Los dos rieron un poco, y Anubis se despidió tras pagarle en metálico.

—Bueno, amigo, ya nos veremos por ahí quizás. Un saludo.

—Adiós, ¡a cuidarse!

Tras desaparecer el vehículo, el empleado de la gasolinera se quedó unos minutos ensimismado con la idea de que su cara le sonaba de algo, pero no llegó a ninguna conclusión. Posiblemente tenía razón, y le había confundido con cualquier otro.

Un destello de maldad brilló unos segundos en los ojos almendrados de Anubis. En su cerebro se marcó una casilla que estaba vacía y ahora quedaba cubierta con una cruz de conocimiento. Su salida matinal del domingo había sido fructífera, no cabía duda. Sus pensamientos y sus traumas se dirigían en su presente como una manada de lobos hambrientos con objetivos claros, como una flecha directa a la que su resentimiento guiaba hacia una negra diana.

Su búsqueda, aparte de en los ficheros del hospital, había empezado por motores de búsqueda como Google o Bing, que eran gratuitos y fáciles de utilizar. Comenzó por una indagación sencilla que incluía el nombre de la persona y la ciudad donde creía que vivía; para ello, ponía el nombre entre comillas para que el motor buscase páginas con el nombre exacto. Luego, buscó en línea sitios posibles, echando un vistazo a su dirección en páginas como White Pages. Incluso llegó a pagar en sitios web especializados que daban acceso a una mayor variedad de fuentes y artículos que los motores de búsquedas o las redes sociales. Más tarde, accedió a archivos y censos históricos en línea, intentando encontrar a sus familiares, vivos o muertos. Un dato que tenía muy claro es que un gran porcentaje de adultos usaban las redes sociales activamente, aunque esta era una información de valor muy relativo, ya que siendo opcional la veracidad de lo escrito, podía no ser muy correcta. La que mejor resultado dio fue Facebook donde pudo encontrar opiniones políticas, éticas, sentido del humor e intereses y actividades varias de cada usuario. Por último, buscó en los registros civiles y criminales.

Ahora, con toda esa información registrada, quedaba el trabajo de campo, consistente en realizar seguimientos personalizados para situar al sujeto en lugares y horarios, parte que le gustaba menos, ya que prefería estar encerrado en su despacho o consulta, como rata de laboratorio que era.

CAPÍTULO 19

asaron tres meses desde la operación de Ángel, durante los cuales se había cuidado mucho de no cargar peso con su brazo izquierdo, ni de levantarlo apenas. Esto, junto a las cariñosas curas que Mónica le brindaba, habían hecho que la cicatriz se cerrase perfectamente, evitando cualquier posibilidad de infección, quedando apenas una línea de unos siete centímetros que iba desapareciendo. Ya hacía un tiempo que le habían quitado los puntos y que la herida permanecía al aire libre sin problemas. Para disponer de una mayor comodidad a la hora de vestirse, había dejado un poco de lado los polos, optando por camisas de manga corta, más fáciles de colocar sin ayuda, ya que requerían un movimiento menos forzado de los brazos.

El verano estaba acabando y no podía decir que se hubiera privado de ir a la playa o la piscina. Siempre tuvo la precaución de no exponerse al sol sin camiseta durante un tiempo prolongado, ya que, como le explicaron en su día, el DAI, hecho con titanio, podría calentarse. No era recomendable, pero, como Ángel solía decir, tampoco tenía ningún interés en tumbarse bajo el sol como una iguana. Por otro lado, apenas se le notaba el pequeño bulto que ahora tenía bajo la clavícula izquierda: si alguien se fijaba, era evidente que una pequeña ondulación levantaba la piel en la zona, sobre todo comparándola con el lado derecho, pero realmente era muy discreta. Para los hijos de sus amigos, era todo un acontecimiento pedirle con mucha delicadeza si podían tocarle la zona del implante, y él, con humor, accedía sin problema. Le encantaba ver sus caritas asombradas al palpar aquello que había allí dentro implantado.

En otro orden de cosas, Ángel había empezado a hacer algo de deporte para recuperar un poco la forma perdida por el reposo y la falta de actividad. Así, se había impuesto andar todos los días al menos una hora, que fue aumentando poco a poco en intensidad hasta ir trotando durante ese tiempo. Aparte, también había quedado en varias ocasiones con Mario para jugar al pádel, deporte con el que se divertía mucho, aunque no tuviera mucha técnica. Lo mejor del juego es que los dos estaban a un nivel similar y eran muy competitivos y luchadores. Otros deportes, en cambio, como fútbol o baloncesto, aunque le hubiera gustado practicarlos también, había tenido que descartarlos, ya que los deportes de contacto no resultaban en absoluto recomendables, pues podía sufrir un golpe en la zona del aparato y acarrear ciertos riesgos innecesarios.

Había llegado el día de la revisión, cita que Ángel estaba esperando con gran impaciencia. Tenía un gran interés por preguntar al doctor si el funcionamiento del

DAI era correcto y todo seguía el curso previsto. Dado que debía vivir con él implantado durante muchos años, le preocupaba que todo se ajustase a lo previamente establecido.

Mónica había pedido, con mucho tiempo de antelación, permiso en su trabajo para poder llevarle y estar con él. De ninguna manera, con lo protectora que era, permitiría que fuera solo. Así que para allá iban, con Ángel de copiloto, situación en el coche a la que no se acababa de acostumbrar, y ella, diligente, acompañándolo. Ya en alguna ocasión había insinuado sus ganas de conducir, quitando importancia al hecho de que la ley le prohibía hacerlo hasta dentro de otros tres meses más. Más aún: si durante los seis meses en los que tenía prohibido conducir, sufría alguna descarga del DAI, por pequeña que fuera, le prorrogarían seis meses más la prohibición. Este era el efecto secundario del implante que le resultaba más molesto.

Tras dejar el coche en el párking, se dirigieron a la zona de cardiología. Al llegar a la consulta, Mónica preguntó por qué hora iban entrando a la consulta del doctor Alba. Le contestaron que llevaba media hora de retraso. Empezaron a charlar y, entrando de lleno en el cotilleo, pudieron saber que el doctor titular estaba de baja con una depresión de la que no lograba salir, tras estar cuidando a su mujer durante una semana en cuidados intensivos y ella acabar falleciendo por las graves heridas que sufrió a causa de una explosión de gas en su casa. En su lugar, pasaba consulta el doctor Conde Ruz, el nuevo, que meses atrás había estado en prácticas.

El tema de la depresión le vino como anillo al dedo a Anubis, que en cierta manera había pensado que esto podía ocurrir, y en ningún caso hubiera permitido que su compañero Alba examinase a Ángel, encontrando "ciertas sorpresas" que no debían saberse, y que nunca saldrían a la luz. Se jugaba todo con esta discreción. Realmente, también estaba deseando examinar a Ángel, quizás igual o más que él mismo, ya que necesitaba realizar ciertas verificaciones muy importantes. La necesidad de este seguimiento era fundamental, ya que tras los primeros seis meses se observaban con cierta frecuencia dislocaciones del electrodo y complicaciones infecciosas.

Llegó el turno de Ángel y entraron en consulta. El doctor Conde se levantó y tendió la mano a Ángel amistosamente y a Mónica, quizás con una efusión extraña y algo exagerada, pero agradable. Les explicó que iba a abrir una historia clínica de seguimiento. Por ello, comenzó preguntándole respecto a palpitaciones que hubiese notado en algún momento, o sensaciones anómalas. Ángel, que se había tomado muy en serio el tema de su implante, fue anotando todo en una aplicación del móvil y, gracias a esto, pudo decirle días y horas exactos en que había sentido alguna leve taquicardia. El doctor le miró con admiración por haber detallado con exactitud en el tiempo los pocos episodios destacables que se habían producido. Le pidió que se despojase de la camisa para explorar la zona. Con su mirada analítica fija y su plena atención en lo que hacía, palpó levemente por todas partes los laterales del DAI, con el fin de descartar infección o hematoma de postoperación. Acto seguido, procedió a realizarle un electrocardiograma y un estudio radiográfico que confirmaron la integridad de los electrodos y la perfecta posición del aparato. Después venía, como el doctor llamó, "la interrogación del dispositivo", obteniendo una información diagnóstica detallada y verificando el voltaje de la batería y su tiempo de carga, lo que reflejaría el tiempo de vida que le quedaría, no a Ángel, sino al DAI. La comprobación de los electrodos la realizó mediante la determinación de la impedancia, el censado de la onda y el umbral de estimulación, que resultaron óptimos. Por otro lado, debía analizar también los electrogramas intracardiacos en tiempo real, con el fin de descartar el ruido en la señal que le alertaría rápidamente de un problema de los electrodos. No fue el caso.

Para terminar, analizó los momentos en que el aparato había funcionado, y habían sido tan breves y puntuales que no merecía la pena, prácticamente, darles la mayor importancia. Tras realizar un minucioso seguimiento, les explicó con todo lujo de detalles que el DAI estaba alojado perfectamente en el lugar pretendido, que el electrodo —no dijo los electrodos, claro, esa información se la guardaba para él— estaba perfectamente cubierto por una capa que fijaba su posición idónea, aportándole estabilidad. Les explicó que podían estar tranquilos, que las pequeñas palpitaciones no revestían la menor importancia y que no se preocupase de cara a los siguientes siete u ocho años, ya que todo seguía su curso perfectamente normal. A Mónica estuvo a punto de saltársele una lágrima emocionada y feliz por Ángel, ya que sabía que él llevaba semanas elucubrando que algo no fuera bien, que tuvieran que abrirle de nuevo por alguna cuestión técnica que ellos no sabían, y pensando que quizás en algún movimiento descontrolado podía haberse movido el aparato o el cable. Él también mostraba una calma nueva en su rostro, un sentimiento de tranquilidad que iba a prolongarse en el tiempo y que le proporcionaría relajación y equilibrio.

—Doctor Anubis, no sabe usted cuánto le agradezco el minucioso análisis que me ha realizado. Ha conseguido que me sienta tranquilo y confiado —le dijo, dándole la mano en un gesto de agradecimiento sincero. Mónica también miraba al doctor con admiración.

—Ángel, ese es mi trabajo, y tenga por seguro que estoy muy interesado en que su vida vaya lo mejor posible gracias al implante que lleva. Haré todo lo que esté en mi mano para que su seguimiento sea el mejor que pueda obtener. Va todo mi interés en ello.

Tanta cordialidad, tanto interés, confundieron por un instante a los dos, aunque rápidamente se tornó en agradecimiento por una atención tan cercana, muestra de intensa empatía hacia los pacientes. Se fueron de allí satisfechos, y Anubis igual o más que ellos. Su plan iba a la perfección, pues todos los análisis cerebrales funcionaban con exactitud; además, había actualizado el *software* que controlaba el dispositivo y había sido todo un éxito.

Un pensamiento ocupó la mente de Ángel: en breve podría comenzar a conducir de nuevo y recuperaría por completo su vida; sería como antes de todo aquel largo proceso médico, y comenzaría esa rutina que tanto le llenaba con la enorme tranquilidad de saber que las posibilidades actuales de sufrir una parada cardiaca o un movimiento anómalo y descontrolado del corazón eran bajísimas, como le explicaron en un principio. Ahora tenía dentro de su piel como un taller mecánico: ante cualquier avería, se autorreparaba su vehículo.

Mónica quiso llevarlo de vuelta a casa, pero él le dijo que no hacía ninguna falta, que se fuera a su trabajo con la tranquilidad de que él cogería el autobús para regresar.

Quedó con ella en sus pensamientos mientras regresaba. Era verdaderamente estupenda y atenta; se sentía muy afortunado de tenerla a su lado. Llevaban ya diez años juntos y el amor y la complicidad entre ellos no había disminuido ni un ápice. Su mente, de forma inevitable, le llevó al momento en que se conocieron. Ángel trabajaba como voluntario en Protección Civil, en la pequeña población atunera de Barbate, durante la época veraniega, dando vía libre a su sempiterna necesidad de ayudar a los demás. Mónica, por otro lado, veraneaba junto a su familia en un pequeño pero acogedor piso en el que destacaba un amplio y luminoso salón que ofrecía la magnífica visión del horizonte marino. Estaban disfrutando ya del último día de playa antes de volver a la rutina. Andando por la arena seca hacia el chiringuito, Mónica se cortó dolorosamente a mitad del pie derecho con un cristal enterrado. Empezó a sangrar y se sentó bruscamente. Su hermana Clea se acercó corriendo a ella y, nerviosa, le dijo que iba a avisar a Protección Civil, cuyo puesto quedaba cerca. Rápidamente vinieron Ángel y un chaval que hacía dos días que había empezado su servicio. La ayudaron a llegar a la pequeña instalación donde tenían el material básico para este tipo de ocasiones. Estaba claro que el chaval nuevo se mareaba con la sangre, ya que procuraba no mirar la herida de Mónica, y en cuanto ella estuvo sentada se quitó de en medio más pálido que un muerto. Ángel, nervioso por dentro pero mostrándose tranquilo exteriormente, le dijo que no se preocupara, que no era nada importante, aunque bien era cierto que el corte no era superficial.

—Cuénteme, ¿cómo se ha herido? —Le preguntó en el tono más profesional que pudo.

—Pues ya ves, iba al chiringuito y he tenido la mala suerte de pisar un cristal de botella que había enterrado. Me duele mucho —se quejó ella, mirándose el corte y aguantándose por pura vergüenza las ganas de gritar. Miraba a Ángel para que se apresurase.

—Vale, vale, señorita, no hay problema; yo me ocupo en seguida y verás que no es nada grave —la consoló, dándose cuenta de que sin querer la había empezado a tutear cuando, en principio, lo lógico era hablarle de usted. A ella el cambio le hizo cierta gracia. También observó Mónica que, tras mirarla directamente a los ojos al principio de hablarle, había dejado de hacerlo con evidentes signos de timidez.

Ángel lavó cuidadosamente con agua corriente la herida para verla con claridad y poder apreciar su tamaño. Con la palma de la mano, presionó con gasas estériles de manera directa y uniforme la zona durante cinco minutos para detener el sangrado. La sangré empapó la gasa y no la retiró, sino que utilizó otro trozo que puso encima del anterior continuando con la presión. El hecho de ser una mujer tan guapa a sus ojos, con un atractivo bikini rosa, no ayudaba a que interactuase con la normalidad que solía hacerlo. Mientras la atendía, bajo la mirada de ella y, para evitar el silencio incómodo, se le ocurrió darle conversación contándole alguna anécdota del verano.

—¿Sabes? —continuó ya con el tuteo—, el primer día que llegué aquí me llevé un susto de muerte. — Ella lo miraba con expresión divertida y a la vez atenta en aquella extraña situación. —Pues, verás; estaba con dos compañeros veteranos con la intención de aprender de ellos, que estaban curtidos en esto del salvamento. Hablaban de sus historias y yo les escuchaba con atención, aunque en muchos casos eran temas totalmente intrascendentes. El que llevaba la voz cantante oteaba la zona de baño con los prismáticos. De pronto, enmudeció durante unos segundos. Yo me quedé mirándolo y el otro veterano, también. Nos dijo él: "Esperad, estoy viendo junto a la boya amarilla un tiburón". Como comprenderás, mi corazón empezó a latir rápidamente y me puse muy nervioso, ya que había mucha gente en el agua. El otro compañero se levantó de un salto, le pidió los prismáticos y se puso a buscar algún signo del escualo. Unos segundos más tarde, nos dijo que lo había localizado. Yo estaba ansioso porque me dejaran ver a mí también, pero eso no parecía que fuera a pasar. No salía de mi asombro ante la increíble tranquilidad con la que estaban hablando de algo así. Empecé a escandalizarme al ver que no hacían nada, pero pensé que quizás sería para no sembrar el pánico. Yo, ni corto ni perezoso, les pregunté que de qué tamaño era. Fue entonces cuando se miraron y empezaron a reír como posesos. Me explicaron que llamaban tiburón a los bañistas que nadaban a una distancia anormal mar adentro, que era parte de su argot. Ya imaginarás la vergüenza que pasé, aunque luego me sumé a ellos en las risas.

Se quedó serio mirando a Mónica unos segundos, expectante a su reacción; ella le miraba conteniéndose la risa, hasta que no aguantó más y empezó a reír sin parar. Ángel no sabía si quedarse serio, o qué hacer, pero acabaron los dos muertos de risa mirándose divertidos y olvidando por completo por qué estaban allí y que eran dos completos extraños. En aquellos segundos en que el mundo desapareció y únicamente quedaron ellos dos, surgió algo tan fuerte, que les mantendría juntos el resto de sus vidas.

CAPÍTULO 20

De la investigación realizada al empleado de la gasolinera, Enrique Seco, Anubis llegó a la conclusión de que su vida era dura y desgraciada. Hombre poco agraciado físicamente y sin ningún talento, estaba casado con una mujer que apenas le soportaba, ya que, aunque era noble, entre sus cualidades no se encontraba ser atento, tener conversación ni ninguna otra virtud especial. Tenía un hijo con síndrome de Down al que cuidaba con mimo, pero con el que apenas compartía espacio para respirar.

La de Enrique no había sido una vida sencilla. Su infancia la había pasado en un orfanato en el que, o te adaptabas como pudieras, o te machacaban. Allí lo llamaban el "mudo", por su tendencia a guardarse sus pensamientos y actuar más que hablar. Un periodo que tenía olvidado en lo más profundo de su mente. Más tarde, sin terminar los estudios mínimos, empezó a trabajar de camarero en un bar—restaurante de Bajo de Guía que lo explotaba durante interminables jornadas, tras las cuales acababa sin fuerzas y por las que le pagaban miserablemente; pero era el único empleo al que podía optar. Empezaba la temporada a partir de la primavera y se prolongaba hasta el final del verano, momento en el que volvía al paro y cobraba la ayuda durante unos meses.

Su vida avanzaba así, a base de mucho trabajar e ir subsistiendo sin apenas ilusión por nada. Se sentía completamente vacío por dentro. Todo eso cambió cuando conoció a María, una chica que veraneaba en Sanlúcar y que encontraba como cliente durante los periodos estivales. La esperaba con ilusión de temporada en temporada. Pertenecía a una familia de Madrid que tenía una casa en La Jara, zona lujosa y turística de la ciudad donde algunos famosos habían adquirido una vivienda atraídos por las magníficas vistas que tenían en sus balcones desde los que divisaban la desembocadura del Guadalquivir. Ella era una lectora empedernida y el verano lo disfrutaba devorando libros que había ido reservando durante el año para esa época. Leer en una terraza o chiringuito con el sonido del mar de fondo le encantaba, la relajaba, y el bar donde trabajaba Enrique le gustaba especialmente por su situación privilegiada y, por qué no, porque estaba él que, aunque no la atraía físicamente, le resultaba gracioso, diferente a los chicos estirados y engreídos a los que estaba acostumbrada en su entorno habitual. María trataba de estar lo menos posible con sus padres, a los que no soportaba por el férreo control que ejercían sobre ella durante el resto del año. Así que en verano aprovechaba para dejarles hacer tranquilamente todo el turismo que ellos deseasen, y así ella también podría sentir algo de libertad.

Enrique se asomó a la terraza para ver si habían llegado clientes, y vio una chica con una llamativa pamela blanca en la mesa más cercana al mar. Su acostumbrado rostro entristecido se iluminó al momento, ¡era María! Entró rápido al baño para revisar su peinado y comprobar si tenía bien puesta la camisa blanca. Todo estaba correcto, excepto su cara. Maldijo su mala suerte física y salió de nuevo a la terraza, esta vez con un catavino con caldo de la tierra fresco.

—Señorita, ¿desea tomar algo? —le dijo, con la copa detrás de la espalda.

Ella sonrió.

—Pues sí, señor camarero, justamente lo que escondes detrás.

Los dos se sonrieron, y él, con cierta delicadeza, la poca que había adquirido con mucho esfuerzo y tesón por parecer algo refinado dentro de su innata tosquedad, colocó la copa bien centrada sobre un posavasos. Ella, que ya lo conocía bastante bien tras varios veranos, sabía que él se esforzaba mucho en intentar agradarla sin ostentaciones de ningún tipo, y eso le gustaba. Por otro lado, en él encontraba algo a lo que no estaba en absoluto acostumbrada: alguien que la hiciera reír con suma facilidad y que se conformara con lo poco que ella estaba dispuesta a darle, sin nunca molestarse.

—¿Qué lees? —preguntó él, interesándose por sus gustos.

—Pues este verano voy a empezar por un libro de una escritora de esta tierra. El libro se llama *Donde anidaban las brujas*, y lo escribe una tal Carmen Chamizo. Lo acabo de empezar y la verdad es que me ha enganchado desde un principio. Es una leyenda marina que cuenta que a los marineros se les aparece una dama blanca que augura buena o mala suerte a las salidas a alta mar. Está ambientada en Bonanza, alrededor del puerto pesquero, y está llena de misterios de esta tierra, historias de antepasados, fantasías increíbles y emociones desbordantes. El que tenga que ver con este sitio le aporta más interés a la lectura.

—Sí, creo que el nombre me suena... —dijo él, que no era muy dado a la lectura—. Hace poco que habéis llegado, ¿no?

—No te creas, hace ya tres días que estamos en Cádiz, pero mis padres se empeñaron en visitar a unos amigos que se quedan en Conil y he tenido que ir con ellos. Ya por fin parece que me van a dejar un poco en paz.

Un silbido desde dentro de la barra alertó a Enrique. Significaba que empezaban a llegar clientes a las mesas y debía dejar la charla. El trabajo pasaba de cero a cien en pocos minutos.

—Lo siento, tengo que empezar a moverme, que si no estos me dan con el látigo en la espalda y no tengo ganas de bailar la Macarena —le dijo sin intentar parecer gracioso, y sorprendido cuando ella empezó a reírse sin poder parar.

—Eres tremendo —le dijo María, entre risas.

—Alguna tarde, no sé, podríamos dar un paseo por la playa, o ir al cine, o algo así —se atrevió a decirle Enrique, en una frase que había ensayado durante varios veranos y nunca se había atrevido a pronunciar.

—No sé, ya veremos —respondió ella, sumergiéndose de nuevo en la lectura.

Para él, dada su baja autoestima, fue todo un triunfo encontrarse con un "no sé", en vez del "no" que se esperaba. Ella se sorprendió a sí misma contestándole de esa manera, ya que, en principio, no tenía ningún interés en salir con él, o al menos eso quería creer, porque algo en su interior, inexplicablemente, la llevaba día tras día a acudir a aquella terraza del bar, que era exactamente igual que otras tantas de los bares del paseo a las que nunca iba. Esa proposición por su parte que, por cierto, tanto tiempo llevaba esperando, había activado aún más el interés hacia él. Con lo superficial que solía ser en su ambiente, cuando estaba con él desaparecía la imagen de chicos de abdominales perfectos y coches de lujo; con Enrique todo era más sencillo. Se sentía acompañada, respetada, su humor mejoraba y su risa era frecuente y alegre.

Una tarde, tras la última copa de vino que Enrique le sirvió, ella le dijo:

—¿Sigue en pie tu propuesta indecente de ir al cine?

Él se sonrojó instintivamente, hecho del que ella se percató, encantada, al momento.

—Sí, sí, claro. Al cine o adonde tú quieras, hija.

De nuevo se rieron por su fresca y torpe espontaneidad.

Aquella cita fue el principio de muchas otras que fueron haciéndose más frecuentes y cercanas. Ese verano supuso para ambos el mejor de toda su vida, lleno de historias, risas y besos. La prueba de fuego llegó al final de su película particular, cuando ella tenía que regresar a su mundo en Madrid. ¿Todo acabaría allí? Ninguno de los dos se veía manteniendo una relación a distancia. Sin embargo, no se rompió: consiguieron conservar el contacto y la ilusión a lo largo del año, haciendo planes y manteniendo vivo el fuego lo mejor que pudieron. La distancia, al contrario de lo que habían imaginado, hizo que se aferrasen con más fuerza el uno al otro. El tiempo llevó a que acabaran comprometiéndose, aunque no fue una decisión fácil de tomar. Ella sabía perfectamente que sus padres no aprobarían de ninguna manera que ella se casara con un don nadie de Sanlúcar, pobre y sin estudios. Cuando recibió el esperado "no" por parte de ellos, fue el acicate para que ella tomara la iniciativa de casarse con Enrique con más fuerza si cabía, decisión de la que quizás, en el futuro, se arrepentería cuando fuese demasiado tarde…

Tras enterarse sus padres de que ella se había quedado embarazada, organizaron la boda con discreción, pues no era algo de lo que se sintieran orgullosos. Si ella quería casarse con él, que lo hiciera, no le pondrían más impedimentos: la ayudarían en la boda todo lo que pudieran, invitando a la ceremonia a la gente más cercana, y listo. Si, como ella decía, se iba a casar por amor, que lo hiciera. Con esas condiciones, ellos no querían saber nada de lo que viniera después. Ella entregaba su vida a un hombre que trabajaba de camarero y ganaba lo justo para ir tirando. Si esa vida es la que escogía, esa tendría, sin ninguno de los lujos a los que estaba tan acostumbrada.

Fue una boda alegre, sin pomposidades ni grandes dispendios, pero era la que ellos querían. Pasados los meses, en que la barriga de María fue aumentando rápidamente, llegó el gran momento. Su hijo estaba a punto de nacer y ambos se sentían muy ilusionados. Ella habló muy seriamente con Enrique; le dijo que sus padres no les iban a ayudar económicamente y que su sueldo era muy justo, demasiado con un hijo. Fue entonces cuando Enrique comenzó a buscar otro trabajo tirando de sus amistades de toda la vida, y encontrando finalmente un puesto en la nueva gasolinera que estaban abriendo en las afueras de Jerez. El número de horas de trabajo seguiría siendo alto, pero su sueldo aumentaría lo suficiente como para que la familia pudiera vivir con cierta tranquilidad.

Poco antes del alumbramiento, el doctor les dijo que tenía que hablar con ellos. Su hijo estaba sano, pero padecía síndrome de Down. No habían podido saberlo con mayor antelación. Los dos se miraron con ojos vidriosos y perdidos durante unos segundos larguísimos. Ella pareció no reaccionar, y permaneció en un mutismo extraño que le duró un tiempo. Nació su hijo y María no pudo evitar pensar al verlo que se parecía a su padre. Enrique, por su parte, acogió a su hijo con enorme ilusión, pero en ella se abrió una grieta insalvable dentro de su alma que no se volvería a cerrar en el resto de su vida.

Tiempo después, la mujer enamorada y feliz que se había casado un tiempo atrás se había convertido en una mujer apesadumbrada y triste, constantemente enojada, a la que ya no hacía la más mínima gracia ninguna de las ocurrencias de Enrique. María quería a su hijo, pero el cariño y la atención hacia él eran los justos, y la fealdad de su marido, que siempre estuvo ahí, con el tiempo pareció aumentar a sus ojos cada vez más. En el silencio de su hogar, con la bata puesta y con ojeras pronunciadas, pensaba en su fantástica vida madrileña, en aquel prometedor futuro que tuvo un día, y pasaba horas llorando.

Así que, tras duros años de convivencia, la vida de Enrique era gris, muy gris: largas jornadas en la gasolinera, un hogar donde convivía con una esposa amargada que apenas le miraba, y un hijo al que cuidaba y quería con toda su alma, que lo preocupaba enormemente y siempre estaba en sus cavilaciones por todo lo que le quedaba por afrontar en su dura vida.

Toda esta información biográfica en la cabeza de Anubis no sirvió más que para regodearse en el dolor de Enrique, en su merecido castigo. ¿Sería el conocimiento de su vida desgraciada suficiente pago como para dejarlo en paz, envuelto en un sufrimiento que parecía ir en aumento…?

CAPÍTULO 21

Angel volvía del hospital, tras insistir a Mónica que volviese al trabajo, que no se preocupara. De pronto, cerró los puños y miró con odio al asiento vacío de enfrente. Cogió el autobús 4 y llegó hasta los límites de Jerez, cerca del tanatorio. Entró en un centro comercial que quedaba próximo y compró unos guantes de látex, un chubasquero largo, rotulador rojo y una llave inglesa de las que se usan para quitar los tornillos a las ruedas de los vehículos. Luego se dirigió a la gasolinera y accedió a la misma por la parte de atrás, aprovechando un punto ciego de las cámaras de seguridad. Cogió la llave del lavabo que había bajo un gran macetero, la copia que Anubis había hecho en su día con el molde.

En un momento en que no había ningún cliente a la vista, desde el teléfono exterior de la gasolinera llamó anónimamente al empleado avisándole que en el baño habían hecho un destrozo. Este, con cara de pocos amigos, se dirigío rápidamente hacia allí. Nada más entrar, vio un escrito en rojo en el espejo: "Recuerdos de Marcial". Se quedó mirando unos instantes el escrito, sin entender qué era aquello. Segundos después, se abría la puerta que daba acceso al váter y recibió con rapidez y contundencia un golpe seco en la cabeza con un objeto metálico que le hizo caer al suelo. Ángel, con el chubasquero y los guantes puestos, miró con ojos de odio inmenso a aquel hombrecillo que lo observaba desde el suelo aterrorizado y sangrando; alzó de nuevo la herramienta que asía, y empezó a golpearlo sin miramientos, sin piedad, sin humanidad, con todas sus fuerzas, hundiendo en su cabeza maltrecha una y otra vez aquel objeto contundente incluso después de la muerte de Enrique. Su cara, al mirarse al espejo momentos después, presentaba multitud de salpicaduras de sangre y los ojos enloquecidos. Sonrió extrañamente y a continuación se despojó de los guantes, de las fundas de plástico que cubría sus zapatos y del chubasquero. Con calma, Ángel se lavó bien el rostro hasta eliminar el más mínimo resto de sangre y salió de allí por el mismo punto ciego que había entrado.

Subió de nuevo al autobús y se dirigió a casa. Un pequeño golpe en la cabeza contra la ventanilla, seguramente tras quedarse adormilado, le despertó. Había tenido una extraña pesadilla que no sabría explicar. Era un día feliz para él. Sabía que el asunto del implante y las preocupaciones que tenía al respecto debía dejarlas de lado, que todo funcionaba a las mil maravillas. El sol brillaba en el cielo, igual que su estado de ánimo.

Al llegar a casa, Mónica le preguntó qué tal había ido la vuelta a la normalidad. Ángel guardó silencio unos instantes y le dijo que no se acordaba, que de vez en cuando estaba sufriendo pérdidas de memoria inexplicables tras las cuales se despertaba como de un sueño, sin saber apenas dónde se encontraba. Ella se quedó muy preocupada.

CAPÍTULO 22

Se despertó de madrugada sobresaltado. La hora proyectada en el techo por su radio reloj despertador marcaba las cuatro y cuarto de la madrugada. Anubis se quedó mirando su reflejo en el espejo del baño sin saber bien quién era, ni reconocer a la persona que allí aparecía. Sus cejas pobladas, que enmarcaban la negrura de sus inquietantes ojos fijos, oscurecían extrañamente su mirada. Tantas preguntas acerca del pasado se acumulaban en su mente, que cubrían con una neblina densa su cruel presente vengador. Aunque la esencia del monstruo que era siempre había circulado por sus venas, lo cierto es que no siempre lo fue. Hubo un tiempo, muy alejado ya en el tiempo, en que fue alguien con madre, una hermana, una familia con afecto. En ocasiones detenía la carrera que parecía empujarle hacia el futuro y se quedaba quieto, como paralizado, intentando recordar algún pasado halagüeño, feliz, pero ninguna imagen de alegría acudía a su mente. Había sombras vagas que no le aportaban pistas exactas de nada, aunque sí podía oír cómo una voz interior lo llamaba desde sus orígenes, desde su yo desconocido. ¿Por qué su madre le dejó en aquel orfanato alejándolo de Judit, su hermana? ¿Por qué apenas recordaba a su padre? ¿De dónde procedía su natural inclinación a la maldad más absoluta y a la total falta de empatía o sentimientos? Necesitaba encontrar respuestas, y estaba dispuesto a lo que fuera para conseguirlas. Sabía que de su madre heredó una casa en Tenerife, donde ella siempre había vivido; cierto es que se trataba de una propiedad a la que nunca había ido, pero allí le esperaba. También, que a los dieciocho años heredó de ella una gran cantidad de dinero. En ese justo momento, a las cuatro y cuarenta y cuatro minutos de la madrugada, Anubis decidió que iría a Tenerife a encontrar sus ansiados orígenes: era algo que necesitaba y que no le dejaba dormir hacía ya tiempo. En dos días empezaba su semana de vacaciones, y ya tenía destino donde pasarla. ¿Cambiaría su vida, quizás para mejor, el hecho de conocer más detalles acerca de su procedencia? Después de tantos años, pensó en su hermana Judit, y volvió a pronunciar en voz alta el nombre de su madre, de la mujer a la que tanto odiaba por abandonarlo a su suerte, y acerca de la cual tenía tantas dudas:

—Mara.

Llegado el ansiado día, Anubis subió al avión que le conduciría hacia las islas desde el pequeño aeropuerto de Jerez. Sólo llevaba una maleta mediana, que ya había facturado antes, y un bolso de mano. No necesitaba muchas cosas; su deseo, más que turístico, se ceñía a una búsqueda interior para completar enormes vacíos de su negra alma.

Era la segunda vez que cogía un avión en toda su vida, aunque la primera fue de muy pequeño; apenas conservaba imágenes ni sensaciones de ello en su mente. El avión, tras una maniobra previa, cogió velocidad y se alzó hacia los cielos. Una pequeña sensación de vértigo precedió al momento en que el aparato despegó del suelo. Todo allá abajo se volvió diminuto, lejano, como sus recuerdos, como sus sentimientos hacia los demás. Sobrevolar el mar le impresionó mucho, con las enormes estelas que el sol dibujaba amarilleando los azules, y las pequeñas nubecillas que pintaban el horizonte con motas blancas proyectando sombras al fondo. Así apareció la imagen del Teide, como una enorme silueta majestuosa a lo lejos que iba aumentando progresivamente de tamaño. Algunas turbulencias sacudieron el aparato bruscamente unos momentos, hasta que llegó el veloz descenso tomando tierra con un contacto seco de las ruedas contra el suelo. Había resultado una experiencia muy agradable.

Al llegar a la capital, Anubis subió a un autobús, al que allí llaman *guagua*, desde Los Cristianos, en Santa Cruz de Tenerife, hasta Acantilados de los Gigantes, situado en el otro lado de la isla, a poco más de cien kilómetros de distancia. En total, una hora de camino que sería un perfecto viaje turístico por una tierra completamente distinta a la que le era familiar. Un paisaje increíble sucedía a otro, desde la Avenida Tres de mayo hasta las Autopistas del Sur, a través de una carretera interminablemente recta rodeada de grandes montañas. La parada de autobuses situada al lado de Correos era la ideal para bajar. Aunque la casa no estaba excesivamente lejos, lo sinuoso del camino y las subidas y bajadas del relieve hicieron que se lo pensara dos veces y, al fin, cogiera un taxi. El taxista, con un acento muy característico, le fue dando una conversación que él no deseaba y que fue capeando con respuestas cortas aunque oportunas. Ni pretendía hacer amigos ni parecerle simpático a nadie, aunque sí le interesaría alguna información de la que aquel hombre pudiera disponer.

—¿Es la primera vez que viene usted a las islas? —le preguntó el chófer, transcurridos ya cinco minutos desde la salida para tratar de romper el incómodo silencio.

—Sí, así es.

—Supongo que para hacer turismo, ¿verdad? Aquí no va a aburrirse, hay actividades de todo tipo y para todos los gustos, tanto culturales como de multiaventura.

—No vengo a hacer turismo —respondió Anubis, algo secamente—. ¿Es usted de la zona?

—Así es, amigo. Nací en Acantilados de los Gigantes y siempre me he movido por esta zona. Digamos que la conozco como la palma de mi mano —dijo el taxista, en tono amistoso mirándole a través del espejo retrovisor.

—Exactamente quiero que me deje en la calle La Pardela, en el número dos.

Dijo la dirección de memoria, pero no tenía nada de extraño: miles de veces la había repetido en su cabeza confundida, pues era el lugar con el que tantas veces había fantaseado con visitar para saber algo más de su familia, de sí mismo. El taxista le miró extrañado.

—¿Seguro que es ahí adonde quiere ir, señor?

—Pues claro, ¿por qué lo pregunta?

—No, por nada, por nada. Es que lleva muchos años vacía esa casa. ¿La ha comprado usted?

—No, no la he comprado, es un asunto de herencia. Era de mi madre —terminó diciendo Anubus, recorriendo por su cuerpo una sensación tan extraña al decir aquella frase que permaneció resonando en su cerebro unos minutos. Observó cómo al taxista, de repente, se le cambiaba la cara, y cómo quedó en silencio mirándole de nuevo por el retrovisor con gran curiosidad—. ¿La conoció usted? Se llamaba Mara; y su marido, bueno, mi padre, Andrés.

—Lo siento, señor, que yo sepa ahí nunca vivió ninguna Mara, ni tampoco ningún Andrés. ¿Y dice usted que la ha heredado del anterior propietario? ¿Sabe qué le digo? Dejemos el tema… Si no le importa, no quiero hablar más de la casa.

—¿Por qué? ¿Hay algún problema? —preguntó Anubis, extrañado y sorprendido por la inquietante respuesta del taxista.

—Bueno, señor, hemos llegado —dijo el chófer algo tenso, frenando de un modo un poco brusco y sacando con prisa su equipaje del maletero—. Son 27 euros, por favor.

Anubis le abonó la cantidad y se quedó mirándole mientras se alejaba rápidamente, sin comprender qué es lo que ocurría allí, qué es lo que había insinuado, cuál era el miedo, la inquietud que evidentemente tenía aquel hombre al hablar de la casa. Se le antojó de lo más extraño. Se quedó mirando la entrada unos momentos. Un muro blanco y alto cubría prácticamente toda la vista de la vivienda. Por encima del mismo podían observarse varias palmeras de grandes copas, que albergaban ya muchos años en sus raíces. Sobre la pared blanca, a modo de adorno, había, sin un orden concreto, lo que parecían trozos de azulejos marrones incrustados. Una puerta del mismo color daba acceso al garaje, y otra a la entrada de la casa. Con el juego de llaves que aquel extraño día el notario le entregó al cumplir dieciocho años, Anubis abrió la puerta tras probar antes una errónea. Todo el suelo estaba cubierto por tierra negruzca y yerbas por doquier. Se notaba que no estaba del todo abandonada, que de vez en cuando se hacía algunas operaciones de mantenimiento (las cuales habían sido dispuestas oportunamente en el testamento), aunque sin esmerarse mucho. Alrededor de la finca se extendía un gran terreno que constituía una espléndida propiedad abandonada. Cruzó el acceso a la casa y entró algo inquieto, con cuidado, como el que accede a una morada ajena sigilosamente. Primero pasó por un recibidor que conducía directamente al gran salón. Quedó estupefacto. Aunque se notaba que le hacía falta una limpieza general, el orden imperante era asombroso: todo estaba escrupulosamente situado, con gusto y sentido. Una mesa de estructura metálica cubierta por un gran cristal permanecía frente al sofá, en el cual había tres cojines perfectamente colocados. Sobre la chimenea del fondo colgaba un retrato de estilo puntillista y, a la izquierda, una gran estantería con cinco baldas llena de libros que parecía impaciente por ofrecer su contenido. Anubis se acercó a ella y pudo ver multitud de libros relacionados con el tema de la publicidad, así como novelas policíacas, enciclopedias y libros de ciencia. Le pareció interesantísima. Todos los volúmenes estaban ordenados por temática y tamaño. Parecía intuirse que quien los había colocado tenía un sentido estricto de la organización casi maniático, y también diría que, por los detalles, parecía haber sido gestionada antes por un hombre que por una mujer. Al otro lado del salón había una mesa, también metálica y con un gran cristal encima, que conducía la vista hasta una iluminada cocina americana completamente blanca. Cuatro taburetes estaban perfectamente colocados bajo la encimera de mármol, frente a una ventana que daba al jardín.

Como era natural, Anubis iba buscando fotos, imágenes que respondieran a alguna de las muchísimas preguntas que le venían a la cabeza. Para su sorpresa, no había ninguna en todo el salón; nada personal, nada sentimental. Todo parecía práctico, estricto, interesante y frío. No encontraba nada de su madre, o de su hermana, o de su padre por ningún lado. Siguió curioseando por la casa atravesando un pasillo que daba a un salón trasero más pequeño en el cual, frente a un sofá, se extendía una alfombra con dibujos asiáticos. Le pareció extraño que hubiera una alfombra allí, dadas las altas temperaturas imperantes. Al pasar sobre la misma, el sonido de sus zapatos cambió. Volvió a hacerlo, taconeando esta vez con más fuerza. Retiró la alfombra y halló una trampilla doble cerrada con un candado, encajado en un hueco justo para albergarlo y no hacer ningún bulto. Recordó que en el llavero había una pequeña llave que bien podría ser la de aquel candado. Fue a buscarlas a la entrada, donde las había dejado, y efectivamente, era la llave correcta. Abrió ambas puertas, y pudo ver cómo una lúgubre escalera conducía abajo. Accionó un interruptor, se encendió una luz y fue descendiendo lentamente. Las paredes laterales estaban empapeladas con un estilo antiguo, impropio del resto de la casa; era como una entrada a otra época. Se situó en el primer escalón inferior, mirando alrededor y percibiendo una sensación algo inquietante. Un gran número de herramientas situadas con exactitud sobre sus dibujos ocupaban gran parte de la pared. Lo que más llamó su atención fue una cizalla hidráulica. Le pareció dotada de gran potencia y pensó que le resultaría práctica en su sótano también. Realmente, era muy curiosa la similitud de este sótano con el suyo. La diferencia, claro, era que en el suyo las herramientas eran médicas; ahora bien, en la disposición general de la casa en su conjunto, se veía bastante reflejado. Él tampoco tenía a la vista fotos, ni objetos personales. Antes parecía una casa de exposición que un hogar donde hubieran vivido personas, o una familia.

De su madre sabía que había muerto en un accidente de avión, pero de su hermana y su padre lo ignoraba todo. Sería ideal hablar con alguno de ellos, aunque pasados tantos años podría resultar algo extraño. En todo caso, prefería a su hermana. Se puso a rebuscar por los cajones, en principio despacio, y después más nervioso. ¿Es que no iba a encontrar nada allí? En uno halló una tarjeta de una empresa de publicidad a nombre de un tal Javier Gris Lorenzo. *Creatif,* podía leerse. Y en otro, lo que parecía ser una fotocopia de baja calidad de una ecografía. Quizás sería un buen hilo por el que empezar a tirar.

Una gran idea ocupó de pronto su mente: buscar información acerca de la casa y de su propietario, ya que, según el taxista, allí nunca vivió ninguna Mara, ni una niña, ni un Andrés. ¿Qué sentido tenía todo eso? ¿Por qué, entonces, era él el heredero de esa propiedad? Necesitaba información para aclarar ese punto. Tomó un autobús y se dirigió al registro del Ayuntamiento. Pensó que era lo más lógico. Una vez llegó su turno, se identificó y preguntó:

—Buenos días, quería saber a quién perteneció exactamente la casa que he heredado, por favor —dijo Anubis, sonándole extraña la pregunta.

—Un momento, déjeme ver —dijo la mujer de la ventanilla con tono cansado—. Sí, aquí está. Perteneció a Javier Gris Lorenzo.

Anubis apuntó el nombre en una agenda que llevaba y cayó rápidamente en la cuenta de que era el mismo nombre de la tarjeta de la empresa de publicidad que había encontrado.

—Oiga, necesitaría algo más —dijo, intentando simular desesperación y con los sentimientos a flor de piel.

—Dígame —dijo ella, prestándole más atención y mirándole preocupada—. ¿Qué más podría hacer por usted?

—Mire, mi madre murió en un accidente aéreo y llevo muchos años fuera. Ahora he vuelto para intentar encontrar mis orígenes, algunas respuestas a las muchísimas preguntas que se me acumulan. ¿Sería posible que me facilitara la dirección o teléfono de mi hermana? Se llama Judit. He mirado en la guía telefónica, pero no la encuentro.

—Normalmente no facilitamos ese tipo de información pero, dada su situación, haré una excepción.

—No sabe cuánto se lo agradezco —respondió él, comprobando lo práctico que resultaba mostrar sentimientos aunque fueran postizos.

La funcionaria anotó una dirección y un número de teléfono móvil en un papel y se lo tendío con una sonrisa sintiéndose bien consigo misma y pensando que había hecho algo fuera de lo cotidiano al prestar una gran ayuda a aquel hombre desesperado. Anubis se lo agradeció y se fue de allí. En sus manos tenía las llaves para conocer todo su pasado de la mano de la persona que mejor podría saberlo: su propia hermana, Judit.

Al llegar a la casa, la llamó:

—¿Diga?

—Hola, buenos días. Soy Anubis, tu hermano, y me gustaría hablar contigo.

Oía una respiración al otro lado del aparato, pero ninguna respuesta.

—No tengo nada que hablar contigo, no vuelvas a llamarme, por favor —terminó diciendo y cortando bruscamente su intento de conversación.

Anubis quedó desconcertado. Aunque no esperaba una cálida acogida por parte de su hermana, tampoco el portazo brusco que había recibido. Sentado en aquel sofá elegante y desconocido, intentó hacer memoria y recordar partes de su infancia. Al fin y al cabo, estuvo con su familia, antes de ser enviado al orfanato, hasta los diez años, edad suficiente como para acordarse de muchas cosas. Era increíble la especie de amnesia que cubría con una neblina densa su memoria.

Cerró los ojos y algunas imágenes empezaron a llegar a su mente. Se vio a sí mismo llorando en las escaleras de su casa, oyendo cómo discutían ferozmente sus padres, y el tema central era él. Esa era la razón por la que su cerebro había enterrado algo tan doloroso en su mente confundida. Recordó que su padre, buscando desesperado unos papeles muy importantes de su trabajo, había vaciado casi todos los cajones de la casa nervioso y descontrolado: de ellos dependía su trabajo, la confianza de su jefe en él. En uno de los cajones de su mujer, había encontrado un sobre tamaño folio que no reconoció. Directamente lo había abierto para ver su contenido, descubriendo que se trataba de una ecografía de una clínica privada del centro de la ciudad, donde se señalaba una estimación bastante exacta del tiempo de embarazo, cuando tan sólo estaba de siete semanas y media. Sin pararse a calcular, ni detenerse en los números, ya el solo hecho de que él desconociera dicha ecografía y que estuviera tan bien guardada, le hizo sospechar que había algo importantísimo que él desconocía. Exigió a Mara que le contase qué ocurría, que se dejase de mentiras o secretos antes de que él se pusiera a realizar averiguaciones y se enterase por sí mismo. Tras el acoso tremendo al que Andrés la sometió, y ante la prueba palpable que blandía en su mano, su madre no pudo evitar confesar lo evidente: que Anubis no era hijo suyo, sino de Javier; que todo pasó muy rápido, que fue un descontrol, un error, pero que se sentía terriblemente perdida por su culpa. Andrés se volvió loco: aquella información destrozaba su vida y se plantaba frente a sus ojos como una burla cruel. Javier nunca moriría: tenía en aquel hijo su continuación. Ideas absurdas y violentas de todo tipo inundaron su cabeza. Sería muy difícil que en adelante volviera a mirar a su hijo de la misma manera. Siguió en la casa con ellos una semana más, pero parecía un desconocido, un autómata, como si ya no conociera a nadie. Hasta que una terrible noche no volvió a casa. Se había ido para siempre.

Judit no comprendía nada de lo que pasaba. Era todo tan brutal, tan ilógico. Mara habló con ella, y acabó entendiendo lo que su madre le explicaba. La quería demasiado como para odiarla por ello. Distinta fue la reacción de Anubis, que no supo cómo encajar aquel golpe seco y contundente: la pérdida de su padre, al que adoraba; el ser hijo de un desconocido del cual no sabía nada. Un sentimiento de odio le invadió por completo y le transformó en un niño violento y frío. Cuando la miraba fijamente en silencio, Mara veía en sus ojos, con total claridad, al Javier descrito por Andrés.

Los recuerdos de Anubis no llegaban más atrás, que no era poco, en un principio. Apretó los puños retomando antiguos traumas inasumibles. Tenía que hablar con Judit, debía hacerlo, era para lo que había venido y no se rendiría de ninguna manera, por mucho que tuviera que insistir.

De nuevo, buscó el número de Judit en su teléfono y volvió a llamarla. Antes de que le diera tiempo a ella a responder nada, le dijo:

—Judit, por favor, no cuelgues. He venido desde la península sólo para hablar contigo. Lo necesito, es muy importante para mí, y tú eres la única persona en el mundo que puede ayudarme a completar el período de mi vida del cual no tengo memoria.

—Bueno, supongo que es justo. Aunque no me apetece nada remover ciertas cosas, vamos a quedar, hablamos y zanjemos esto de una vez.

Se citaron frente al Auditorio Adán Martín que estaba justo frente a la playa. Sería un buen lugar para hablar caminando por el paseo marítimo. Hacía falta algún elemento relajante ante un asunto tan espinoso.

Al llegar, los dos se miraron con gran curiosidad. Dos desconocidos, dos hermanos. A ella, él le pareció un hombre apuesto, alto y elegante, con una mirada directa, indagadora, que traspasaba al posarse sobre los demás. Judit le pareció a él una mujer bella, con sabor a pasado. Al saludarse, él se acercó para darle dos besos formales, pero inesperadamente ella le abrazó, produciéndole una sensación cálida y desconcertante que le desarmó. Empezaron a caminar despacio sin saber cómo iniciar la conversación, ni qué decir. Resultaba bastante violento. Comenzó Anubis.

—No sé nada de ti, nada en absoluto, pero lo que sí puedo decirte es que yo lo he pasado muy mal. Lo peor de todo es que no recuerdo qué pasó durante cierta época de mi vida. Esa parte es una de las que están más hondamente enterradas en mi olvido.

—Tu vida ha sido dura, imagino. Lo siento. Pero, como bien dices, no sabes nada de cómo ha sido la mía. Desde aquel día en que papá encontró tu maldita ecografía, todo cambió. Mi mundo perfecto se desmoronó y, a partir de ese momento, todo fue a peor. A los pocos días papá se fue… —dijo, con una lágrima resbalándole por la cara.

—Sí, de que se fue también guardo un recuerdo claro. Mi relación con él era genial: jugaba conmigo, me prestaba mucha atención… hasta que, tras aquel día, empezó a tratarme como si no existiera. No logré superar que se fuera. Me inundó un gran sentimiento de culpa que aún conservo, culpa que volqué sobre mamá.

—Claro que la volcaste sobre ella: te volviste un ser insoportable, cruel, violento. ¡Le obligaste a hacerlo! —le gritó, alterándose en exceso en ese punto, y albergando también ella un sentimiento de enorme culpa y dolor al respecto.

—¿Que la obligué? —repitió Anubis, esperando una verdad demasiado dura que estaba a punto de conocer.

—¿En serio? ¿No lo recuerdas? No puedo creerlo. Pues mira, si no lo recuerdas, te lo recordaré yo —le respondió ella, haciéndose fuerte y preparándose para desahogarse—. Cada vez que ella se acercaba a ti, volvías la cara despreciándola, cosa que le rompía el corazón. Tú eras su ojito derecho, su pequeño, y sí, acabé muy desplazada por los dos cuando tú naciste. Ella intentaba acercarse a ti, compensar tu dolor, pero cada vez eras más duro con ella, más cruel. Y aquel día aciago en que la empujaste por las escaleras, fue la gota que colmó el vaso. Pudiste haberla matado. Tuvimos miedo de ti, de tu violencia, de tus miradas de odio. Estuvo en el hospital varios días con un brazo roto y varias costillas fracturadas. No quería de ninguna manera dejarme a solas contigo, pensaba que me harías daño y, cuando quemaste con gasolina la cabaña que teníamos en el jardín, donde yo solía pasar las horas, tomó la determinación más dura de toda su vida: debía dejarte en algún lugar donde estuvieras bien cuidado, pero sin que nosotras nos viésemos expuestas a un constante peligro. Y así lo hizo.

Anubis escuchaba en silencio, tratando de encajar lo que ella le decía. No le cabía duda de que fuera cierto. Se trataba de verdades duras que temía saber, pero que necesitaba asimilar para conocerse plenamente a sí mismo, sus orígenes. Quedaba claro que había intentado matar a su madre, que había cometido el acto más ruin que puede cometer un hijo. Judit le vio algo afectado, en *shock*, y le sugirió que se sentaran en la mesa de un bar del paseo para tomar un café tranquilamente y seguir hablando. Ella continuó:

—Ahora, pasados los años, comprendo que eras un niño que no supo asimilar, de buenas a primeras, perder a su padre, ni descubrirse de buenas a primeras hijo de un extraño con el que su madre había tenido una corta relación. Estabas destrozado. Sin embargo, poco a poco te transformaste en alguien imposible; la convivencia contigo se volvió un infierno. Vivíamos con miedo.

—Sí, sí, puedo entenderlo perfectamente —dijo Anubis, mirando al horizonte, observando cómo el sol iba descendiendo y extendiendo una paleta de colores anaranjados, azules y rojizos en aquella tarde extraña—. Y de mi padre biológico, ¿sabes algo?

—Me duele mucho tener que decirte esto, pero Javier, tu padre, era un ser horrible y despreciable, un despiadado asesino implacable que intentó matar a papá de una forma sádica y lenta y, si no lo hubieran detenido, lo habría hecho. No merece ningún buen apelativo, la verdad. Aparte, mamá me contó que en la peor crisis matrimonial que tuvo con papá, cuando pensaba seriamente en divorciarse de él, Javier apareció en su vida como alguien con quien hablar distendidamente, un hombre que la escuchaba y la trataba mejor que nadie. Y una noche en que fueron a tomarse unas copas, se acostaron y quedó embarazada de ti. Date cuenta de que la casa que has heredado no es donde vivíamos nosotros, es la de Javier, que te la dejó en herencia junto con una gran cantidad de dinero, según me dijo mamá un día. También me contó que él prometió no revelarle el secreto a nadie, cosa que cumplió, y que le pidió a ella que le fuera contando cosas acerca de ti y le mandara alguna foto. A ella la dejó como albacea y a ti como heredero único cuando cumplieras dieciocho años.

—Sí, a los dieciocho años un notario contactó conmigo y me leyó la herencia. Yo quedé muy sorprendido y, por otro lado, agradecido. Con ese dinero, pude cursar mi carrera de medicina gracias a la cual actualmente puedo desempeñar un trabajo que me encanta. En todo caso, eso sí debo agradecérselo… Y de nuestros padres, ¿qué fue de ellos? Te lo pregunto porque a mí siempre me dijeron que mamá había muerto en un viaje de avión.

—Papá ya sabes que nos dejó y mamá nunca lo buscó, su orgullo se lo impedía, aunque el hueco que él dejó en ella fue demasiado profundo, y el sentimiento de culpa por su error, también.

—Ya, el sentimiento de culpa por haberme tenido a mí, que fui su error, entiendo…

—Uf, siento muchísimo que haya sonado tan horrible, pero te estoy hablando con total franqueza. Ya somos mayorcitos para afrontar el pasado tal y como fue. De tu padre biológico, para qué decir más. Si vas al ayuntamiento, en la hemeroteca podrás enterarte de todo, incluso en internet. Entiendo que estarás destrozado por saber quién era en verdad.

—Pues Judit, la verdad es que me quedo con Javier, ¿sabes? Es gracias a él, que me he podido labrar un futuro, y no Andrés, que me trató como basura y nos abandonó. Ese es mi padre de verdad, y bueno, tenemos muchas cosas en común.

Esa última frase puso un poco nerviosa a Judit, que empezaba a comprobar que Anubis era digno hijo de Javier y que su madre no se equivocó con lo que hizo, aunque este hecho le torturara para el resto de sus días.

—¿Y mamá? ¿Es cierto lo que me contaron de ella? —prosiguió Anubis.

—Mamá cayó en una profunda depresión después de todo aquello. No comía, no hablaba, no quería salir de la casa, fatal, vamos. Estuvo yendo a una psicóloga, que le recomendó que le vendría muy bien hacer un viaje, salir de allí unos días, liberarse del duro pasado y vivir algo que le emocionara, que constituyera una ilusión para ella. Fue cuando decidió irse unos días a Egipto. Yo me quedé con la tía Victoria y, bueno, comprendí que era algo que ella necesitaba. Me mandó varias postales en las que me describía paisajes maravillosos, me decía cuánto me quería, que no me preocupara, que estaba mejor y pronto volvería. La eché de menos muchísimo, pues era la primera vez que nos separábamos. Y ya lo demás lo conoces. A la vuelta de Egipto, el avión se estrelló. Murieron todos —Judit rompió a llorar con un sollozo íntimo, entrecortado, como hacía mucho tiempo que no hacía, pues su enorme herida había vuelto a abrirse—. Bueno, Anubis, encantada de volver a verte. Me voy, son demasiadas emociones para un tarde. Cuídate —terminó diciendo cuando se levantó, y desapareció entre el gentío del paseo.

Él la siguió con la mirada para recordarla, ya que posiblemente no volvería a verla jamás. Le había gustado mucho la conversación. Su padre no había sido un cobarde perdedor, sino un hombre muy importante que cometió ciertos errores, pero que se preocupó por su futuro desde el mismo momento de nacer. Nunca lo olvidaría.

CAPÍTULO 23

Sonó el despertador a las siete y cuarto de la mañana. En cuanto la vigilia dominó su estado, una feliz sonrisa se dibujó en el rostro de Ángel. ¡De nuevo empezaba su trabajo en el hospital! Habían pasado de una vez los seis malditos meses durante los cuales la ley le prohibía conducir. En cuanto se incorporó en la cama, Mónica se despertó también; sabía que para él era un día muy especial. Le besó con mucha dulzura, le abrazó y él dijo:

—Bueno, mi rubita preciosa, me voy al curro. No sabes cuánto te agradezco haberme cuidado tan bien —y le devolvió los besos uno por uno.

—Sí, lo sé, Ángel, claro que lo sé —respondió ella, orgullosa.

Tras esto, él se levantó de un salto, se afeitó cuidadosamente la barba de dos semanas que se había dejado por pura desidia y se vistió oportunamente. Se dirigió a Jerez, al hospital, pero ya no como paciente, sino como ángel guardián. Se sentía genial, aunque con un poco de inseguridad ante la perspectiva de haber perdido quizás la práctica, porque sus compañeros no le hubieran echado de menos, o por no poder llegar a ser igual de útil que antes. En fin, un comienzo era un comienzo, a pesar de su experiencia pasada.

Al llegar, encontró la sala de profesionales de urgencias vacía. Luego, fue a buscar al jefe de personal, al que tampoco encontró, y empezó a pensar que podría haberse producido una gran urgencia en la que todos se habrían visto implicados, y él allí, haciendo el bobo, siendo el novato después de tantos años.

Ángel volvió al salón donde solían esperar las urgencias, y esta vez sí encontró al personal, dándole una sorpresa y un fuerte y largo aplauso al entrar, con una gran pancarta en la que podía leerse: "Compañero, cuánto te hemos echado de menos". Todos le abrazaron y se produjo un emotivo momento entre muy buenos amigos, especialmente por parte de su compañero Mario, el médico de urgencias, y Pablo, el jefe de la sección. Un buen desayuno preparado con tiempo y con mimo le esperaba. Sin embargo, a la mitad del mismo, se vio interrumpido por una emergencia. Sonó el teléfono y Pablo, tras oír la emergencia, gritó:

—¡Señores! ¡Accidente múltiple en la Carretera A4! ¡¡Todos a sus puestos!!

Pablo, que desde hacían unos años era el jefe de urgencias, siempre había querido ser médico. Desde pequeño le atraía la medicina; incluso, gracias a sus padres, sus juguetes siempre estuvieron orientados hacia esa disciplina: jeringuillas, fonendoscopios, pequeños quirófanos, etc. Luego, en la adolescencia, su interés se dirigió hacia el arte, a la arquitectura, quizás por influencia de su padre, que era arquitecto y le hacía una enorme ilusión que su hijo siguiera sus pasos. No obstante, en su tiempo libre se dedicaba a los primeros auxilios, se hizo socorrista e intentaba colaborar con la Cruz Roja, es decir, que realmente no lo tenía muy claro. Finalmente, acabó decantándose por lo que verdaderamente le atraía, que no era otra cosa que la medicina, y concretamente, las urgencias. Consideraba que, en su día a día, tenía la suerte de poder ayudar a la gente que más lo necesitaba en sus peores momentos; era algo que le llenaba de energía todos los días. Por otro lado, el valor añadido que encontraba en su trabajo era que nunca sabía lo que le iba a deparar el día, cómo iba a desarrollarse, con lo que escapaba de toda posibilidad de rutina y monotonía. Después de estar seis años como jefe de urgencias, ya conocía a muchos pacientes, aunque a la mayoría no los volvía a ver. Una conversación que siempre se repetía con los pacientes era que ellos, los médicos de urgencias, tenían que explicarles que no les iban a volver a tratar fuera del servicio explícito de ese momento, ya que luego debían acudir a sus médicos de cabecera y especialistas asignados. Eran momentos en que andaban muy perdidos.

Uno de los peores lances que recordaba de toda su trayectoria profesional tuvo lugar cuando se produjo el atentado terrorista en Santa Pola, una zona costera, frente a una casa—cuartel. Todo fue muy caótico y él tenía poca experiencia, pues era su primer año de adjunto. La explosión, muy seca y potente, se produjo alrededor de las ocho y media de la tarde, en un punto de gran concurrencia, junto a una rotonda donde confluían los automóviles que entraban y salían de la localidad turística hacia Elche y Alicante, y al lado de una parada de autobuses. Pudo oírse la detonación a kilómetros de distancia. Hubo dos muertos, una niña de seis años y un hombre de cincuenta y siete, y treinta y cuatro heridos que fueron llegando en sucesivas ambulancias colapsando, prácticamente, el Hospital General de Elche, el más cercano al lugar del atentado.

Pablo tomó el control de la situación, y fue coordinando oportunamente las diferentes secciones que tenían que ocuparse de aquel desaguisado, pidiendo refuerzos y consiguiendo que todos fuesen tratados oportunamente y mejorando sus condiciones. Su labor fue muy valorada, tanto por sus compañeros como por los superiores. Él mismo acabó muy orgulloso de su trabajo y se demostró a sí mismo que estaba preparado para cualquier eventualidad. Lo recordaba como algo que le fortaleció mucho, aunque aún, cuando aquellas imágenes volvían a su mente, se le erizaban los vellos. Fue una experiencia muy dura. Pasados los años, no se planteaba otra posibilidad que trabajar allí en urgencias y asumir la responsabilidad de la unidad. Era toda su vida.

Para Ángel, aquel día de vuelta, principalmente en la Nacional IV, además de varios lugares más del centro de la ciudad, fue muy largo. Estuvo lleno de prisas por llegar allí donde se habían producido los accidentes o sucesos y de sufrimiento al intentar ayudar con ahínco a otras personas que estaban en el peor momento de su vida. Trances muy dolorosos al perder a quienes fue imposible recuperar tras innumerables esfuerzos sobrehumanos; pero, al fin y al cabo, un día maravilloso en el que se sintió útil, siempre dispuesto, desarrollando su empatía natural y siendo fiel a sí mismo.

Llegó a su casa y se encontró una sorpresa: Mónica había preparado una cena excelente y detallista. Había dos velas encendidas en la mesa y una bonita flor en el centro. A Ángel le encantó el gesto.

—Vaya, cariño, ¿qué celebramos?

—Pues mira, celebramos que hoy has vuelto a tu trabajo, a dedicarte a lo que tan feliz te hace y, por tanto, a mí también. Cuéntame, ¿cómo te ha ido el día? —dijo ella, visiblemente emocionada e impaciente.

—A ver —dijo él, repasando mentalmente la breve película de su día—, me prepararon un recibimiento sorpresa y fue muy conmovedor y simpático. Celebramos un buen desayuno juntos, que se vio interrumpido por todo tipo de idas y venidas a lugares con accidentados. Luego, bueno, ya sabes, me dediqué en cuerpo y alma a lo mío: llegar lo antes posible a los lugares, ayudar en todo lo que estuviese en mi mano… Ayudé a practicar una RCP a un niño al que había arrollado un vehículo. Dado el enorme esfuerzo físico que hay que realizar practicándola, nos fuimos turnando sin dejar de creer en ningún momento que podíamos salvarlo. El mío fue el último turno, pero no por casualidad, sino porque cuando ya los demás lo dejaron por imposible, cuando ya parecía absurdo e innecesario continuar con aquello, instintivamente aparté a los demás y realicé un último intento con todas mis fuerzas, con toda mi alma… Me resultaba imposible que aquella escena acabara allí y, ¿sabes? ¡El niño acabó respirando! ¡El corazón empezó a latirle de nuevo! —contaba Ángel con los ojos vidriosos—. Logré salvarle la vida, y un perrillo que iba en el coche empezó a lamerle la cara mientras él le sonreía. Fue un momento precioso que no olvidaré nunca. Algo dentro de mí me decía que yo debía estar ahí; era como si formase parte del soplo de su vida.

Mónica le miraba acariciándole la cara, mientras dos lágrimas empezaban a caer por sus mejillas rosadas. Ese era el hombre al que amaba: alguien insustituible, maravilloso, sensible y dedicado a los demás. Al verle hablar con esa enorme ternura acerca de aquel niño, le asaltó una duda que rondaba por su cabeza.

—Es genial. Ángel, cambiando de tema, ahora que me acuerdo, ¿sabes que el otro día encontré algo que me dejó muy sorprendida?

—Dime, ¿qué es lo que encontraste? No me dejes con la duda, mujer —le preguntó él, con una sonrisa encantadora en la cara y una copa de vino tinto en la mano.

—Pues entre tus cosas, al dejar una de tus cartas para que la abras cuando tengas tiempo o te apetezca, ¡hallé una foto tuya de niño con otros amigos! Te reconocí al momento. ¡Qué pequeño tan lindo! Pero qué expresión tan triste mostrabas… Y entonces empecé a preguntarme por qué no hay fotos tuyas de esa época por ningún lado. No me lo podía creer, nunca te había visto con esa edad. De mí puedes encontrar fácilmente en cualquiera de los álbumes que tenemos; pero tuyas, es que no existen.

La cara de Ángel pareció cambiar por completo; un ligero y desconocido gesto agrio desdibujó su sonrisa mantenida.

—Pues ya ves, en mi familia no éramos mucho de andar haciéndonos fotos. Pero no creas, había por ahí, pero se han ido perdiendo con el tiempo.

—¿Cómo era tu familia cuando eras niño? ¿Qué recuerdos conservas? Cuéntame algo, anda —preguntó ella, mimosa, acomodándose en el sofá y dando un largo trago a su copa de vino, encantada de estar allí en aquel momento mágico, hablando con su marido al que adoraba y disponiéndose a conocerle aún mejor. No cambiaría ese momento por ninguno en el mundo.

—Yo era hijo único. Mi madre era una buena mujer, alta y guapa, que cuidaba de mí lo mejor que podía, y bueno, mi padre era mecánico, y aunque no fue un padre modelo, también trabajó siempre duro para que no me faltara de nada —contestó escuetamente a una pregunta de tanto calado.

—Me alegro de que no fuera una mala infancia, Ángel, tú no merecerías haberlo pasado mal, tener malos recuerdos; eres un buen hombre.

—Es genial estar contigo. Tú sólo me aportas cosas buenas. Y tu día, ¿qué tal te ha ido, cariño? —dijo él, cambiando completamente el tema de conversación.

—Pues mi día muy bien, tranquilo y sin emociones; ya sabes que estar detrás de una mesa de despacho no es, precisamente, divertido. Y bueno, cambiemos si quieres de temática, ya que veo que no estás muy a gusto rememorando el pasado. Dediquémonos a nosotros dos ahora, que es lo que verdaderamente me apetece.

El resto de la velada consistió en dar buena cuenta de una cena fantástica preparada con mimo, y comerse a besos uno al otro, lo que se prolongó durante largo tiempo de aquella fantástica e irrepetible madrugada.

CAPÍTULO 24

nubis hacía ya unas semanas que había regresado de su viaje a Canarias con la mochila llena de información acerca de su pasado. Sentía que su vida había experimentado un cambio al saber al fin quién era realmente, lo cual le permitía conocerse mejor a sí mismo. Tenía, además, una hermana que, aunque no necesitaba verla de nuevo, había sido importante en esos días increíbles de investigación y profundización interior, repletos de sensaciones del pasado.

Debía, sin embargo, proseguir sus investigaciones, ya que sus cuentas aún no estaban saldadas. Reanudó, pues, sus seguimientos. Gracias, en parte, a la información obtenida en los ficheros del hospital, conocía la dirección del individuo y, por internet, tenía acceso a su largo historial de asuntos sucios. Aun así, estaba dispuesto a realizar un seguimiento para averiguar algo más de él.

Por la mañana temprano, cuando las primeras luces del alba empezaban a clarear la mañana, Anubis permanecía en su coche aparcado cerca de la entrada de la mansión del Pirata, como lo llamaba todo el mundo. Sobre las nueve menos veinte vio cómo se abría la puerta eléctrica de su garaje y salía un gran todoterreno negro con él al volante. Ya sabía cuál era su aspecto físico actual: primer punto solucionado. Arrancó el vehículo y se dispuso a seguirlo, pero un segundo coche se interpuso inmediatamente, con lo que se situó en tercer lugar. Era evidente que, adonde fuese que se dirigiera, iba con escolta, y no hacía falta ser muy ingenioso como para pensar que irían bien armados. Los siguió, manteniendo una distancia prudencial, hasta la puerta de un colegio. No se colocaron en doble fila, sino que bloquearon la circulación durante unos momentos. Nadie tocó el claxon, pues sabían muy bien de quién se trataba. Tras bajar sin prisa alguna del vehículo un niño y una niña, hijos del Pirata, los coches continuaron su camino. En esta ocasión, se dirigieron hacia los muelles de carga del puerto. En esa zona, ya se interponían menos coches entre ellos, por lo que tuvo que aumentar la distancia para no despertar sospechas. El coche de escolta giró a la izquierda, al contrario que el del narco, que continuó recto. Anubis pensó que podía ser una prueba para comprobar si los seguían, por lo que torció a la derecha en la siguiente calle que se lo permitió y dejó de momento el seguimiento. Debía ser muy prudente. Ya había verificado la dirección de su casa, su aspecto físico actual, el colegio de sus hijos y que paraban en el muelle de carga, con lo que supuso que tendrían allí algún contenedor alquilado. También que estaba muy bien protegido y que era una gente muy peligrosa.

Dos días después, Anubis continuó con su trabajo de vigilancia y seguimiento, esta vez en la zona de los muelles. Era por la tarde, estaba oscureciendo y donde se había situado había muchos vehículos aparcados, por lo que pasaría desapercibido y, además, se encontraba cerca del lugar adonde se dirigían el día que los siguió. Los minutos pasaban lentos, luego las horas. La somnolencia iba dominándole ante la falta de sucesos. Varios vehículos llegaron con rapidez y frenaron cerca bruscamente. Miró el reloj: la una y media de una desagradable madrugada en la que corrían rachas fuertes de viento y parecía que iba a llover en cualquier momento. Aquella zona estaba completamente desierta. Bajaron de los vehículos varios tipos armados, sacando a otro del maletero con las manos atadas con unas presillas. Anubis estaba a una distancia prudencial, pues tampoco era cuestión de arriesgarse innecesariamente: para eso tenía su estupenda cámara réflex con un *zoom* muy potente para llegar sin problemas adonde sus ojos quedaban limitados, además de poder hacer fotos. Entre aquellos individuos visualizó al que buscaba, al Pirata, que se acercó al hombre atado, que ahora estaba de rodillas. Empezó a gritarle y a hacer gestos violentos muy cerca de él. De lo poco que Anubis pudo oír, ese hombre había robado dinero y le habían pillado. Su destino no pintaba nada bien. Parecía que la charla había llegado a su fin. El capo le propinó un fuerte puñetazo en la mandíbula, lo que provocó que se cayera violentamente hacia la izquierda, y acto seguido, una patada potente en el estómago. El pobre diablo se llevó las manos al vientre, encogiéndose cuando el otro empezó a patearle la cabeza bajo la mirada indolente de sus hombres. Tras unos momentos de salvaje paliza, dejó de moverse; estaba claro que lo había matado. Los demás lo cogieron y lo tiraron al agua inmediatamente. Poco después, llegó una lancha con el motor apagado y todos ayudaron a bajar varios paquetes sospechosos que introdujeron en los coches, abandonando con rapidez aquel peligroso lugar. Era gente despreciable que no merecía estar en este mundo, sobre todo el Pirata, sobre el que tenía puesto su punto de mira.

El Pirata tuvo una terrible infancia. Su madre había muerto en el parto y su padre era un delincuente que fue encarcelado cuando él contaba tan solo cinco años. Así que acabó en un orfanato, donde pasó hambre y sufrió el maltrato de otros niños. Fue así como aprendió que, para sobrevivir allí, debía ser él el que diera miedo, y que en grupo estaba mucho más protegido que solo. Empezó a abrirse camino y a ganarse el respeto al propinar una paliza a un compañero como hecho ejemplarizante. Tras este comportamiento brutal, lo trasladaron a otro orfanato, a La Esperanza, donde siguió perpetrando abusos similares, aunque allí recibía menos atención por parte de los cuidadores. Se enteró de que su padre, tras un permiso penitenciario, quiso ir a verlo, pero él se negó rotundamente; no quería saber más de él.

Pasado un tiempo, se fugó por oscuros motivos, y se unió a una banda de delincuentes con la que ganó mucho dinero y una justa fama de peligroso. Sus golpes los ejecutaba con violencia y estaban muy bien organizados. La policía iba tras ellos desde hacía ya un tiempo, hasta que acabaron pillándolos *in fraganti* gracias a un chivatazo. No fue a la cárcel por contar aún con tan solo diecisiete años, pero sí le ingresaron en un reformatorio de alta seguridad.

Después de salir de aquel centro, entró en el mundo de las drogas, pero no como usuario, sino como traficante, sofisticando sus maneras y su vida a base de mucho dinero. Se sabía que tenía comprada a parte de la policía, y de su actividad criminal no le cabía duda alguna a nadie. Por eso, el tema de liquidar al Pirata era muy complicado. Pero Anubis era como un perro detrás de su presa: no pararía hasta conseguirlo; le impulsaban motivos hondos y vengadores. De sus investigaciones y seguimientos supo que el Pirata disponía de un contenedor en el muelle donde guardaba armas, drogas y dinero; un lugar que constituía su tesoro, su nido, al fin y al cabo, el futuro dorado que pretendía tener. Lo que Anubis sí tenía claro era que sus puntos débiles eran sus hijos y, aparte de ellos, la mujer que los cuidaba cuando él andaba en sus asuntos, que era casi siempre. ¿Y si atacaba al eslabón más débil? Se le ocurrió la idea de seguirla a ella, acción que sería mucho más fácil que hacerlo al mafioso.

Ella llevaba una vida bastante rutinaria. Se levantaba temprano y se dirigía andando a la mansión, que no le quedaba muy lejos de donde vivía. Siempre iba con dos bolsas; supuso que contendrían productos de alimentación y de limpieza. Pasaba el día completo en la casa preparando las comidas, sirviéndolas y llevando a cabo la limpieza y la supervisión de los niños. La condición que ella siempre había puesto era que pudiera dormir en su propio piso, que era donde descansaba mejor; no tenía ningún problema en irse tarde. Así que diariamente, tras preparar la cena y verificar que los niños se la tomaban, los dejaba viendo un ratillo la televisión y abandonaba la casa hasta el día siguiente. Ellos eran obedientes y al poco se iban solos a la cama. La mujer era una persona de total confianza para el Pirata porque la conocía desde que él era niño y, años atrás, había sido imprescindible para sus padres también. Por otro lado, Anubis quería pasarse por el colegio donde tenía matriculados a sus hijos. Era parte del trabajo y de la información que necesitaba obtener.

Al día siguiente, cuando las clases acababan de comenzar, llamó al timbre de la escuela.

—¿Diga?

—Mi nombre es Anubis, soy médico especialista del hospital y venía a hablar con el jefe de estudios, por favor.

—Le abro, sí, un momento.

Sonó la desagradable vibración que liberaba la puerta, y entró. La conserje casi salió a recibirlo, abriéndole la puerta.

—Mire usted, el jefe de estudios acaba de entrar en clase, pero después tiene dos horas libres en las que podría hablar con él sin ningún problema. ¿Había quedado con él?

—No, la verdad es que no, pero me pareció interesante dar una charla a los chicos y chicas acerca de la vida sana y su relación con la salud.

—Parece muy interesante —dijo ella con una extraña sonrisa que no desaparecía de su rostro ni un momento, mientras lo miraba fijamente—. Si lo desea, puede esperarle un poco hasta que salga de clase.

—Sí, eso haré. Curiosearé un poco los trabajos que los niños han dispuesto por el pasillo, si no hay inconveniente.

—Por supuesto que no, adelante.

De las paredes colgaban murales en cartulinas de diferentes colores acerca de la paz, la igualdad, valores que se les quería inculcar como parte de la necesaria moral social para la convivencia. Aparte, también había un cuadrante de desayunos realizados a petición de la asociación de padres y madres. En él se señalaban los alimentos que se debían traer para desayunar, de lunes a viernes: para el primer día de la semana se recomendaba una pieza de fruta; el martes, bocadillo de jamón; el miércoles volvía a tocar fruta; jueves, algún lácteo; y para el viernes, desayuno libre, pero dentro de unas opciones determinadas: nueces, pan, galletas saladas, queso, zumo natural, yogur o dulces caseros. Era un calendario bien pensado, una buena iniciativa que él mismo aprobaría sin problemas.

Dijo a la conserje que debía irse por una urgencia médica, pero que volvería para tratar el tema de la charla que le había comentado.

—Claro, doctor, claro, cuando quiera —dijo ella, despidiéndose en su tono ridículamente afable y servicial.

El jueves sería su día y lo iba a aprovechar.

El miércoles por la noche, Anubis estaba haciendo guardia frente al bloque de pisos donde vivía la asistenta. No sabía con exactitud a qué hora llegaría, pero no tardaría. Salvo por circunstancias especiales que se presentasen, ella mantenía sus horarios sin variación, y era más sencillo esperarla allí que cerca del caserón del tipo aquel. No tardó mucho en verla llegar, tras haber hecho las compras en el supermercado. Dejando las bolsas en el suelo, sacó sus llaves y abrió. Anubis bajó del vehículo y se acercó a ella sigilosamente. María accedió al edificio y la puerta se fue cerrando, pero muy lentamente, pues tenía un sistema antiportazos que la hacía accionarse despacio. Aprovechando esta circunstancia, justo antes de que se cerrara, Anubis metió la mano y la aguantó un poco. Le había resultado sumamente fácil acceder. Mejor así a que lo vieran trastear la cerradura de un edificio de pisos. Como el nombre de ella lo sabía, bastó con mirar por los buzones para verificar que su piso era el sexto B. Al poner el oído tras la puerta, pudo oír el sonido del agua de la ducha caer: era el momento perfecto. Se colocó los guantes que llevaba en el bolsillo trasero derecho. En esta ocasión, sí utilizó sus habilidades para abrir cerraduras. Con su llave maestra especial y los golpecitos que aplicó sobre esta para que saltaran levemente los pernos de la cerradura, tipo *bumping*, no le resultó difícil abrir aquella puerta. Rápido y silencioso, se dirigió a la cocina, que era donde ella había colocado las bolsas que él vio que traía. Y allí estaba lo que esperaba. Al día siguiente, jueves, los niños debían consumir un cartoncito de leche por recomendación del calendario saludable de la escuela. Sacó una jeringa que llevaba en el bolsillo, quitó la capucha de seguridad que cubría la aguja y la introdujo por la parte superior de los pequeños *briks* de leche individuales. Ella, que era una mujer práctica, prefería hacer la compra todos los días y tener productos frescos y con fechas de caducidad lo más lejanas posibles, antes que acumular alimentos, así que únicamente había comprado dos. Fue perfecto. Rápidamente volvió a la puerta, justo cuando el agua de la ducha cesó. Ahora el silencio era primordial. Abrió la puerta lo justo y con mucho cuidado, y salió cerrándola poco a poco, pero sin pausa. Presionó para cerciorarse de que quedaba perfectamente cerrada. Cuando esto ocurrió, respiró hondo y, tomando el ascensor, salió del edificio. El trabajo estaba hecho.

La sustancia que había inyectado en los *briks* de leche no era mortal, ni siquiera peligrosa, pero haría que las pobres criaturas vomitaran, y tuvieran mareos y dolor de cabeza. A las pocas horas desaparecería de su organismo. Ellos no eran culpables de nada, pero le facilitaban el medio perfecto para llegar al indeseable de su padre.

CAPÍTULO 25

a mañana había empezado muy tranquila, y Ángel jugaba una partida de ajedrez con Mario, que era un muy buen jugador; aun así, el conductor de ambulancia era peleón y utilizaba estrategias poco convencionales, por lo que, si Mario se confiaba, podía perder la partida. Su amigo había empezado con un juego muy ofensivo mirándole con una sonrisilla socarrona, mientras Ángel pensaba: "Sí, tú arriésgate; ataca con piezas importantes sin apenas mover los peones, que quizás te lleves una sorpresa", mientras contemplaba cómo su contendiente se situaba cada vez con más fuerza y poder frente a sus filas. Éste estaba bien posicionado pero, ante el avasallamiento del médico, optó por defenderse lo mejor posible, lo cual podía llevarle a sucumbir. Mario fue detectando debilidades y atacando sin piedad las defensas justas del otro. Ángel intentaba, a la vez que cubrirse, hacer avanzar sus piezas poderosas, pero no lo tenía nada fácil, lo que le llevaba a arriesgar y a que Mario siguiera machacándole. Aunque se veía rodeado de piezas importantes, él tenía dos de las suyas apuntando al rey desde hacía unos movimientos. La partida la tenía casi perdida; en unos movimientos podía recibir un jaque mate pero, en uno de los atosigamientos a los que lo estaba sometiendo Mario, dadas sus enormes debilidades descuidó por un momento su defensa, seguro de que ganaría sin problema, ¡y a Ángel se le iluminó la cara! La pieza que apuntaba a las casillas cercanas al rey, un alfil, permitió colocar frente a este a su reina, a la cual no podía matar el rey por estar cubierta, y terminó la partida con un inesperado jaque mate que dejó completamente sorprendido a Mario.

—Eres, eres... —dijo Mario, empezando a reírse—. ¿Crees que esa es una manera normal de ganar una partida, después de lo mal que la has desarrollado? ¡Uf!

—Sí, tú resopla, y si escuece, puedo ir a buscarte un calmante —respondió Ángel con sorna, mientras los dos estallaban en carcajadas.

Arriba, sonó el teléfono. Al poco se asomó Pablo.

—Chicos, se acabó la partida. Un coche ha arrollado a un ciclista y hay que ir ahora mismo.

Raudos, fueron hasta sus taquillas y cogieron el equipo para ir allí sin demora alguna. Justo antes de salir, volvió a sonar el teléfono. Se detuvieron un momento esperando a ver qué decía Pablo, por si había algún cambio.

—Vaya, parece que, o no hay nada, o las cosas llegan todas juntas. Veamos, Mario, tú ve con el otro conductor al lugar del ciclista, y tú, Ángel, vas a ir a un colegio en el que dos hermanos se han puesto muy enfermos de pronto, han vomitado y se encuentran muy mal, con mareos y dolores intensos de cabeza. Simplemente hay que trasladarlos aquí, con lo que vas a ir solo, ¿de acuerdo? Yo llamaré a los padres para que estén allí y les acompañen detrás.

—Claro —contestó Ángel.

Los dos compañeros se miraron y cada cual se dirigió al destino GPS que les facilitaron.

Poco antes de llegar a la puerta del colegio, con las sirenas puestas para abrirse paso entre el tráfico, Ángel sintió un escalofrío extraño, y una calma densa y poderosa invadió por completo su cuerpo y su conciencia. El individuo que conducía el vehículo que circulaba justo delante de él se había puesto nervioso y no acertaba a echarse a un lado para dejarle pasar. Él, en vez de darle algo de tiempo para que se aclarase y se quitara de una vez de en medio, se pegó detrás y se puso tocar el claxon. El pobre hombre se echó a un lado en el primer hueco que vio, casi arrollando a un peatón. De lejos oyó cómo le maldecía y sonrió pensando:

—Pobre imbécil, cuánta gente sobra en este mundo absurdo.

Llegó a la puerta del colegio donde dos maestros acompañaban a los niños esperando a la ambulancia y a su padre. Les habían sacado unas sillas para que se sentaran. A los cinco minutos vio llegar a toda prisa, con el claxon sonando desagradable y estridentemente, un todoterreno negro al que los demás vehículos dejaban pasar con más facilidad incluso que a la ambulancia. Se trataba del Pirata. Dio un sonoro e innecesario frenazo al ver libre un aparcamiento a unos quince metros delante de la puerta de entrada de la escuela. Se dirigió hacia la ambulancia y, al verle llegar los maestros, se fueron a continuar con sus clases, llevándose las sillas; Ángel les había dicho que entre él y su padre se harían cargo. Al mirar en el interior, el Pirata vio a sus dos pequeños adormilados.

—¿Qué les pasa? ¿Por qué están así? —preguntó a Ángel.

—Dijeron a los maestros que, tras tomarse la cajita de leche, se habían sentido muy mareados y habían comenzado a vomitar, además de sentir un tremendo dolor de cabeza.

—Entiendo —dijo él, preocupado.

—Y como les dolía tanto el estómago y la cabeza, les he dado un tranquilizante habitual en estos casos y, ahora, en cuanto lleguemos al hospital, se ocuparan de ellos. No es nada grave.

—¡Pues a qué esperas! ¡Vamos, joder! —le espetó el Pirata con su habitual chulería y nulo respeto hacia los demás.

Ángel se acercó mirándole con una expresión indescifrable. El Pirata subió a la ambulancia. Cogió la botella de agua fresca que Ángel le había ofrecido. Hacía un calor tremendo.

—Chicos, tranquilos que esto no es nada. Tiene toda la pinta de que la leche estaba en malas condiciones. Ya después hablaré muy seriamente con María… —les dijo, pero más hablando consigo mismo que hacia ellos. De todas maneras, con la sedación que les habían administrado, seguramente ni se habían enterado de que su padre había subido a la ambulancia. Los dos niños se quedaron dormidos y el Pirata se puso a mirar los mensajes en su móvil; sin embargo, la pantalla parecía no funcionar bien, era como si se moviera hacia los lados, o la ambulancia, o él mismo. Se llevó la mano a la frente y absurdamente pensó: "¿Será esto algo contagioso?". Y cayó dormido también. Ángel detuvo la ambulancia y miró hacia atrás. Allí estaban los tres en los siete sueños. Inyectar el potente tranquilizante con la aguja a través del tapón de la botella se había revelado una excelente opción. Una amplia sonrisa se dibujó en su rostro, mientras pensaba: "Nadie ha visto al Pirata subir a mi ambulancia; ni siquiera los niños han sido conscientes de ello".

Ángel puso de nuevo en marcha el vehículo y se dirigió al muelle. Se detuvo frente al gran contenedor del Pirata, situado en una zona donde había al menos veinte más. Cogió sus llaves y lo abrió. Rápidamente lo introdujo dentro y, tras atarlo, le pasó por la nariz un algodón empapado en alcohol que le despertó. Algo confundido, miró a Ángel y retorciéndose le dijo:

—¿Qué coño haces, gilipollas? ¿Acaso sabes quién soy yo? —le amenazó, asustado al verse indefenso.

—No tengo mucho que hablar contigo, no merece la pena. Siempre has sido un mierda, empezando por el orfanato hasta lo que eres ahora, y tu andadura por el mundo llega hasta aquí.

—¿Pero quién eres? ¡¿Qué te he hecho yo?!

—Sólo te voy a decir una frase: recuerdos de Marcial.

—¿Marcial? ¿Pero quién cojones es Marcial? —exclamó el Pirata, tras lo cual quedó varios segundos ensimismado—. ¿No será el mierdecilla ese al que dimos una lección, allí en el orfanato, verdad? —dijo con su vulgaridad acostumbrada, intentando desestabilizar a su asaltante y acordándose inexplicablemente de su responsabilidad en la muerte de aquel pobre chico que tanto le pesó cuando aún la conciencia tenía alguna importancia para él.

—Estas han sido tus últimas palabras, desgraciado —y tapándole la boca, Ángel le inyectó en el cuello una dosis letal de un potente y doloroso veneno. Pronto le haría efecto, destrozando por dentro sus órganos. Quitar a este personaje del mundo era un favor para la humanidad. Al fondo del contenedor vio unos bidones y resultó que eran de gasoil, una reserva para situaciones de emergencia. Parecía que la suerte le sonreía. Cogió uno de ellos y, tras regar por todos lados el interior, sobre todo por encima del cuerpo agonizante del Pirata, salió del contenedor, lo cerró con el gran candado dorado y fue dejando un largo reguero de combustible que llegó hasta cerca de la ambulancia, bastantes metros más allá. Sin perder más tiempo, encendió una cerilla y la echó en el caminillo de gasoil. Arrancó y emprendió la marcha con rapidez. A los pocos segundos, una enorme bola de fuego hizo reventar el contenedor por la presión causada al explotar los otros bidones. El espectáculo, que pudo contemplar por el espejo retrovisor, fue grandioso.

Ángel se dirigió al hospital. Al llegar, los niños empezaban a despertarse. El personal de urgencias se ocupó de ellos.

—¿Y el padre? —preguntó Pablo al verle entrar.

—Al ver a su padre llegar, les dije a los maestros que ya me hacía yo cargo de los niños. Y así fue. Él me dijo que prefería ir en su vehículo detrás de mí, por su cuenta. Yo le dije que no era lo lógico, pero no me hizo ni caso y, aunque los niños se encontraban regular, podían ir sentados sin problemas, así que me cercioré de ponerles bien con el cinturón y los traje solo; ellos eran mi prioridad. El padre me dijo que seguramente él llegaría antes que yo e iría entregando las tarjetas sanitarias de los niños en administración. ¿Es que no lo ha hecho, jefe? —le preguntó Ángel, en un tono extraño, cortante y desagradable.

—No, Ángel, no lo ha hecho, por eso te lo he preguntado —dijo Pablo mirando a su compañero sin explicarse por qué le había contestado así, como si no le reconociera. Incluso se fijó en que parecía andar diferente, y no era la primera vez.

Al volver del baño, Ángel se dirigió a Pablo de nuevo.

—¿Dónde está Mario, ese perdedor del ajedrez? No veas la cara que se le quedó antes.

Y empezó a reírse con su tono bonachón y cercano. Pablo volvió a sorprenderse, pero esta vez positivamente, y acabó pensando que había sido cosa suya, no de Ángel, una falsa impresión por el exceso tal vez de cafeína.

CAPÍ ULO 26

nubis se quedó mirando una de las postales que había traído de Tenerife, una en la que se veía de forma panorámica la zona de los acantilados y las urbanizaciones de lujo que cubrían la costa. Fueron unos días curiosos los que pasó allí, llenos de sorpresas. Quedó atrapado en esos pensamientos. La casa con aquel sótano, su hermana, Javier... De lo que no tenía información minuciosa era de qué se había acusado a su padre biológico, qué es lo que se le atribuía concretamente. Era el momento de averiguarlo. Tras varias búsquedas en la *web*, hurgó en los periódicos locales de hacía veinte años, en la zona de Los Acantilados de los Gigantes. En la búsqueda añadió "Javier Gris Lorenzo" y encontró una entrevista que habían hecho a un sargento llamado Alberto, en la cual desvelaba todos los hechos que se conocían acerca del inteligente y frío asesino, desde la adolescencia hasta el día de su muerte. Andrés, su última víctima, al que torturó pero no llegó a matar, conocía a Javier desde muy joven, y le había dado todo tipo de detalles acerca de él, desde la maldad y la falta de sentimientos que mostraba habitualmente hasta hechos como confeccionar un muñeco grande vestido como un hombre adulto, lanzarlo por un puente por donde pasaba una carretera nacional y provocar muertos y heridos como si fuese un juego. Esa había sido su primera acción criminal. Anubis buscó en la red el hecho narrado por el sargento para verificarlo, y lo encontró con facilidad. Por lo visto, habían muerto dos personas, atrapadas entre los hierros de sus vehículos, una mujer había acabado en el hospital en coma, y cuatro más resultaron gravemente heridos.

En el reportaje, el entrevistador preguntaba cómo era Javier, si era visible su maldad y propensión a hacer daño o, por el contrario, era imposible de predecir.

—Javier es la persona más cruel que yo haya conocido en toda mi vida. Como era muy listo, mostraba una apariencia perfectamente normal y educada, socializado y cortés. Fíjese, por otro lado, descuartizaba el cuerpo de su compañero de trabajo, Álvaro, haciéndolo desaparecer sin despeinarse. Todavía al hablar de ello me pongo enfermo. Así que, respondiendo a su pregunta, no, nadie hubiera dicho que era capaz de hacer lo que hizo, porque es imposible pensar que alguien pueda incinerar a una persona viva, por ejemplo, como hizo con la agente Laura. Para hacer eso, hay que ser el monstruo que él era.

Después, le preguntaban por el comisario Samuel.

—Samuel fue un policía excelente y una gran persona que sufrió los crímenes de Javier sin poder atraparlo, ni acusarlo siquiera. La desaparición de Laura fue algo que nunca pudo digerir; era como una hija para él. Pero, fíjese, gracias a Samuel pudimos acabar con Javier, porque él fue el único policía que se había quedado en la casa, y gracias a eso salvó a Andrés de una muerte lenta y segura.

La conclusión a la que Anubis llegó fue que su padre quitó de en medio a Álvaro porque le robó su ascenso; a Laura porque, si no la liquidaba, seguramente lo hubiera denunciado por asesinato y lo hubieran investigado; y al comisario Samuel, defendiéndose en un momento desesperado. Al fin y al cabo, no había matado por capricho, sino por necesidad, por hacer justicia, igual que él.

Para Anubis, el mundo era un cúmulo de injusticias y había quien las podía asumir, las toleraba, y quienes no podían hacerlo. ¿Acaso la muerte de Marcial fue justa? ¿Debía quedar impune? ¿Todo se disculpaba por el hecho de ser niños? El daño estaba hecho, él desapareció para siempre y, a su modo de entender el mundo, dejarlo pasar sin más era un horror. Además, el destino le había situado en la senda que estaba siguiendo: las cartas estaban echadas. ¿Por qué, si no, había aparecido uno de aquellos niños indeseables frente a sus ojos? Cuando en aquella primera consulta vio a Ángel, un millón de recuerdos terribles de la infancia le vinieron a la cabeza… ¡¡Él era uno de aquellos niños violentos que mataron a Marcial, el principal responsable!! Su cara infantil impactó en su mente como una enorme explosión de sensaciones y sentimientos. Fue tras este primer encuentro cuando empezó a trazar su maléfico plan justi-

ciero, y lo haría sin mancharse las manos. Al fin llevaría
a cabo lo que su conciencia le había gritado durante
muchos años. Fue por eso que modificó los resultados
del Holter que le pusieron a Ángel, para que fuera completamente preciso ponerle el DAI. Nadie mejor que él
para ejecutar a los demás y, por último, evidentemente
a él mismo, aunque este último placer se lo reservaba a
sus manos.

Había sido un plan tan perfecto que ni siquiera
había tenido que estar físicamente en ninguna escena
de los crímenes, ni el mismo Ángel podía saber lo que
había hecho como un autómata asesino.

CAPÍTULO 27

Mónica había terminado su mañana en la oficina y volvía a casa cansada. Poco antes de llegar a su coche, se cruzó con Mario, médico que acompañaba a Ángel en sus salidas de emergencia desde hacía mucho tiempo y con el que mantenía una gran amistad. Sabía que era con diferencia su mejor amigo, la persona que mejor le conocía. Le apreciaba mucho, sabía que era una persona estupenda y un gran profesional.

—Hola, Mónica, ¿qué tal? ¿Cómo estás? ¡Hace tiempo que no te veo! —dijo él, tras darle dos besos.

—Muy bien, gracias, me alegro de verte. ¿Sabes? Tenía muchas ganas de preguntarte algo. El otro día encontré una foto de Ángel en un cajón de cuando tendría alrededor de diez años con otros niños.

Mario la interrumpió y dijo:

—Sí, el pobre.

Ella lo miró muy extrañada, pues no entendía por qué había dicho Mario eso.

—¿El pobre...? —repitió ella, necesitando una aclaración.

—Sí, mujer, pasar la infancia en un orfanato debió de ser muy duro en todos los aspectos para él. En esas instituciones, en los niños aparecen sentimientos de inseguridad debido a la falta de apoyo emocional, y acaban teniendo una gran incapacidad para hablar de sus sentimientos, creando una concha a su alrededor para protegerse. Sé que lo pasó mal, por eso lo he dicho. ¿De qué foto me hablas?

—Pero… —dijo ella a punto de expresar en voz alta que Ángel le había dicho que tuvo una infancia normal con una familia como la de cualquiera.

Se despidió de Mario, quien se quedó extrañado por el comportamiento de ella.

Mónica subió al coche y permaneció unos minutos cabizbaja, sin reaccionar. Había sido una información que no esperaba en absoluto. Un sentimiento de honda tristeza le empezó a invadir, al pensar que él había mentido avergonzándose de su dura infancia, por no querer hablar de ese tema doloroso. Pero, por otro lado, se sentía un poco decepcionada porque él no se hubiera abierto con ella; ella, en cambio, le había confiado todo sobre su vida, lo mejor y lo peor, y quería el mismo trato por parte del hombre con el que pensaba pasar el resto de su vida. Cuando se diese un contexto apropiado, volvería a sacarle el tema. Evidentemente, no era por meter el dedo en la llaga; más bien, se trataba de algo que necesitaba que él compartiese con ella. Estaba segura de que eso les uniría aún más.

Como todos los viernes, día en el que ella salía antes que él del trabajo, tenía preparada una mesa romántica para los dos, con sus velas blancas. Él traía una rosa para ella; sabía que estos detalles la enloquecían. Tras comer muy tranquilamente, se contaron detalles y anécdotas del día de trabajo, nimiedades, pero que, al fin y al cabo, era la forma de compartir sus vidas. Pero Mónica, inevitablemente, tenía en la cabeza de forma repetitiva el tema de su infancia, que no podía dejar pasar.

—¿Cómo van tus pérdidas de memoria? Me tienes preocupada, nunca te habías quejado por algo así. Diría que te pasan desde que te implantaron el DAI. Deberíamos consultar esto, Ángel.

—Vale, lo consultaremos, no te preocupes, pero no ahora, ¿ok? Si me sigue pasando, lo miraremos, te lo prometo.

Él la miraba tiernamente, cuando ella le comentó:

—El otro día me topé con Mario… Hacía tiempo que no lo veía. Sigue tan simpático y formal como siempre.

—Así es. Un tipo de costumbres.

—Bueno, pues le hice un comentario acerca de la foto tuya que encontré el otro día, esa en la que estabas con varios amigos de la infancia.

Ángel se despegó un poco de ella y se sentó más recto en el sofá, mirando su copa y endureciendo el gesto.

—¿Y qué dijo al respecto? —le preguntó, sabiendo por la actitud de Mónica que su mentira de familia feliz y normal había quedado al descubierto—. Venga, dime, ¡¿qué más te explicó?! ¿Que mi infancia fue un túnel negro del que no podía salir? ¿Que mis padres me dejaron allí tirado porque estaban muy ocupados en sus negocios y en sus vidas? ¿Soy un mentiroso por inventar haber tenido una familia como todo el mundo? —respondió, dolido y con los ojos brillantes.

Mónica, visiblemente emocionada y contrariada por preguntarse si quizás estaba siendo cruel volviendo a sacar aquel asunto, continuó:

—No, por supuesto que no, Ángel, lo puedo comprender perfectamente, y quizás he hecho mal insistiendo en el tema de la foto, pero ya sabes cómo soy. Tengo muchas cosas buenas pero, en otros sentidos, soy obsesiva y terca, y necesito saberlo todo de ti, como supongo que tú de mí, y la razón es porque te quiero y me preocupas. Pero no quiero hacer que te sientas mal, en serio; si no quieres hablar más del tema, te prometo no volver a sacarlo.

Él sabía perfectamente que no volver a sacarlo no significaba que no le rondara una y otra vez por su mente, de un modo obsesivo.

—Esa foto no me aporta más que malos recuerdos. Cuando me dejaron en el orfanato sufría, en muchas ocasiones, agresiones por parte de otros niños mayores que yo; me insultaban, me llamaban flaco porque llegué muy delgado allí, para qué explicar por qué. Así que me quedó claro que, para poder sobrevivir allí, debía protegerme siendo parte de una pandilla, y por eso hice méritos suficientes como para integrarme en una. Su líder era un chico, Arsenio se llamaba, algo mayor que nosotros, más alto y fuerte, con una clara tendencia a la crueldad. Al final, quedamos un grupo de cinco a los que todos temían. De ese tiempo es esa maldita foto que nos hizo un día un cuidador y nos regaló posteriormente. Ya ves, no he sido siempre tan bueno como parezco ahora.

—No digas eso, Ángel —dijo ella, intentando suavizar el tema.

Él la cortó y siguió hablando.

—Hicimos muchas gamberradas, nos metieron en muchas ocasiones en un cuarto oscuro de aislamiento donde nos castigaban, pero nos daba igual. Al salir, volvíamos a las andadas, o peor. ¿Te das cuenta? No conocíamos lo que era el afecto, la ilusión, la esperanza. Todos los días eran iguales y mi elección fue ser lobo, en vez de la oveja asustada que entró allí. Éramos como una jauría de perros peligrosos, sobre todo con… —hizo una pausa, angustiado, y dio un largo trago de su copa—, con Marcial. —Al decir su nombre, un escalofrío eléctrico recorrió todo su cuerpo.

—¿Marcial? —repitió ella.

—Sí, Mónica, Marcial, un niño enfermizo al que dejaron allí un día como a una bolsa de basura, igual que a mí. Desde el primer día, Arsenio lo puso en su punto de mira: le llamaba "mariquita" por ser algo amanerado y débil. Marcial era un chico muy tímido, para el que estar allí y sentirse muerto era algo muy parecido. Andaba sin ganas, sin energía, raramente hablaba con alguien y, en muchas ocasiones, se le veía alelado mirando por la ventana, seguramente con la vana esperanza de que viniera su madre a recogerlo. Entretanto, Arsenio nos mandaba ponerle zancadillas, darle dolorosos pellizcos hasta que se orinaba encima y así todos se riesen de él, o echarle agua fría durante la noche para que se despertase bruscamente sobresaltado. Éramos unos hijos de..., lo sé. ¡Pero es que, si no lo hacíamos, Arsenio nos amenazaba a nosotros con darnos una paliza para que espabiláramos! De vez en cuando, Marcial se sentaba bruscamente y se llevaba una mano al pecho. Decía que le daban palpitaciones, ¿pero a quién le importaba allí? Este acoso brutal y cruel duró varios meses, durante los cuales, al vernos cerca, el pobre se echaba a temblar nervioso y asustado en un rincón. Además, los cuidadores tampoco le hacían caso alguno. Por otro lado, los padres de Arsenio donaban dinero al centro y él, y todo lo que hacía él, eran intocables.

»Curiosamente, todo cambió un día en que llegó un nuevo chico a La Esperanza. Al recorrer el patio, todos se quedaron mirándole por su andar extraño; él, sin embargo, no prestó atención a ninguno de nosotros. La mujer que le traía, supongo que sería su madre, llegaba con los ojos rojos de llorar y la cara blanca. No tardó en irse.

»Al poco salió al patio y Arsenio, sin darle tregua, se le acercó para que el mojigato nuevo supiera quién mandaba allí, a quién había que obedecer. Pegó su frente a la de él, pero el chico no se apartó, ni dejó de mirarle. Sus estaturas y corpulencias eran similares.

»—¡Hombre, chicos, tenemos aquí a otro mariquita! —gritó, mientras todos los demás empezaron a reírse, menos Marcial, que le miró con pena. Anubis, que no perdía detalle, también le miró a él, pues se acababa de ganar su respeto—. Aquí mando yo, nenaza: o estás conmigo, o contra mí.

»—Mira, paleto de los cojones, estoy aquí por haber intentado matar a mi madre y quemar a mi hermana. No tendría ningún problema en abrirte la cabeza con una piedra hasta reventarla como un melón maduro y, si me haces algo como una niñata cobarde, intenta tener cuidado por la noche, porque yo duermo poco y sé ocuparme de la gentuza como tú. Mira, mejor ignórame y no tendrás problemas. Yo estoy aquí de paso —respondió, en un extraño tono que sólo pudimos oír los que estábamos más cerca.

»Arsenio se separó de él, impactado por la enorme frialdad y violencia que mostró Anubis desde un principio. Ese tipo de enemigo no le convenía.

»—Vámonos de aquí, que apesta. Ya hablaremos tú y yo en otro momento, ¡listillo!

»Desde aquél día, todos le llamamos Listillo: fue el apodo que se le quedó y que a él no parecía importarle. Sabía que había muchos otros posibles, bastante peores. Él no hizo amistad con nadie allí; estaba sumido en sus pensamientos, con unos libros que consiguió, e iba a su bola, aunque no había olvidado que el único que le había mostrado un cierto respeto al llegar había sido el pequeñajo delgaducho aquel del patio que, como él, también se sentaba solo. Al final, a base de coincidir en su búsqueda de aislamiento en el comedor, acabaron sentándose juntos por pura inercia; no hicieron falta palabras. Un día, Marcial se acercó vacilante con su bandeja, se sentó a su lado y a Anubis no le molestó. Ya no teníamos tan fácil llevar a cabo las fechorías que nos mandaba perpetrar el cobarde de Arsenio, que siempre prefería permanecer en la sombra. Había que aprovechar los momentos en que no estaba con su nuevo amigo, que no eran muchos.

»Un niño violento, el Pirata, compañero del grupo de matones, dijo un día que él le daría una lección. Lo hizo con la ayuda de una chica que también era de los nuestros, una tal Claudia creo que se llamaba, y de otro chaval que estaba siempre muy callado, pero hacía todo lo que se le mandaba, el Mudo. Ella le había dicho a Marcial que le gustaba y que viniera adentro, que quería darle un beso. Él, inocentemente, fue y allí estaba el Pirata −sobrenombre que, por cierto, él mismo se había puesto−, acompañado de Arsenio, el Mudo y yo. Le sujetamos y el Pirata, sonriendo, le acercó un cigarro encendido al sobaco, quemándole dolorosa y lentamente en un sitio muy poco visible, pero muy sensible. Le taparon la boca y el grito angustioso quedó ahogado. Nos fuimos corriendo entre risas, mientras él se quedó allí llorando desesperado con la mano puesta en el pecho, pues su pequeño corazón parecía que le iba a estallar. Al verlos correr, Anubis se acercó y le vio allí, en el suelo. Marcial le dijo que era el Pirata quien le había quemado. Una oleada de rabia y furia, en forma de tensión brutal en todos los músculos de su cuerpo, le invadió por dentro, aunque en su aspecto exterior no se le notase. Sin pensárselo dos veces, volvió al patio, cogió una piedra grande y redonda, y se fue para el grupo directo.

»—Tú eres el Pirata, ¿verdad? —dijo, dispuesto a matarle si era preciso.

»—Así es, ¿pasa algo, Listillo de mierda? —respondió envalentonado, pero con algo de inseguridad.

»—No, nada en absoluto —le contestó, acercándose rápido y ágil como un felino y propinándole con violencia, en plena frente, un brutal golpe seco e inesperado con la piedra.

»El Pirata cayó con fuerza hacia atrás, casi sin sentido, empezando a brotarle sangre de la malherida frente y gritando de dolor. Rápidamente los cuidadores se acercaron y llevaron al Pirata a la enfermería, y a Anubis le encerraron durante una semana en el cuarto de aislamiento.

»Poco antes de que Listillo saliera del cuarto de castigo, le tendimos una emboscada a Marcial en la zona donde había columpios y máquinas para hacer ejercicios. Arsenio nos obligaba a fumar porros que conseguía el Pirata, gracias a un familiar que se los pasaba alguna que otra vez a través de la reja, para que nos descontroláramos lo más posible. Aquel día le insultamos y le empujamos, aprovechando que el Listillo no podía defenderle.

»—Hola, mariquita, ¿qué haces? Tu novio no va a venir, ¿lo sabes, no? —le dijo Arsenio, que era el que manejaba a los demás.

»—Dejadme en paz, no quiero problemas.

»—No se nos ha olvidado que te chivaste cuando estábamos fumando y nos cayó una buena —le dijo Arsenio como absurdo motivo para torturarle una vez más.

»—No, no, yo no dije nada de vosotros, sólo que olía a tabaco, pero no señalé a nadie, de verdad —respondió, mirando hacia todos lados por si había alguien que pudiera ayudarle. Estaba tremendamente asustado y su pequeño corazón empezaba a latir a gran velocidad.

»El líder me llamó a mí, pues yo era su número dos, su lacayo principal por elección suya, y me dijo al oído lo que debía hacer y decir. Sin dudarlo, cogí la navaja bien afilada que Arsenio me ofreció, me acerqué mucho a él, la abrí y se la puse en el cuello, clavándole la punta a la vez que le decía:

»—Mariquita, bájate los pantalones, que tenemos ganas de reírnos un rato —le dije mirando a Arsenio, que asintió aprobando mi acción.

»Ante su negativa, o más bien al quedarse paralizado por el miedo, Arsenio me ordenó que volviera a hacerlo y, ya la segunda vez, Marcial no lo pudo soportar más: su débil físico se rindió, se echó las manos al corazón y cayó al suelo desplomado. Al verlo así, todos salimos corriendo. Aquello tenía mala pinta.

»Al poco se acercaron los adultos responsables y rápidamente llamaron a urgencias. La ayuda no llegó hasta pasada casi una hora, demasiado tiempo. El orfanato La Esperanza estaba en una zona de Jerez poco accesible y las ambulancias no habían organizado bien las salidas. El chico se había ido apagando poco a poco. Con cuidado, lo trasladaron entre varios cuidadores a su cama, pero su paso por la vida había acabado. Anubis, al que dejaron salir de la habitación de castigo poco después, se acercó a él y puso la mano en el pecho de su único y querido amigo, pero ya no había latidos, no había fuerza, no había movimiento. Las lágrimas empezaron a brotar de los ojos asustados de Claudia como nunca había llorado. Lloró por el miedo al castigo, por el acto cruel y cobarde que había ayudado a cometer, por el terror que sintió al ver la mirada de Anubis. El Pirata tenía los ojos fijos en el suelo y el Mudo quedó en completo silencio. Yo, que a mi pesar había tenido el mayor protagonismo en la acción, me quité de en medio. Anubis permaneció impasible; su rostro se endureció y, con los ojos inyectados en sangre, miró a Claudia y a los otros tres del grupo que quedaban, y nos dirigió una amenaza desde lo más profundo de su alma:

»—Estáis muertos, hijos de la gran puta. Nunca olvidéis estas palabras, jamás: ¡¡estáis muertos!!

»Los cuidadores nos reunieron a todos en el comedor para contarnos que Marcial, aunque ellos no lo supieran, ya estaba aquejado de una dolencia cardiaca y que por eso había muerto. Quitaron toda la importancia al hecho real que lo había provocado. Anubis pudo comprobar que en nuestros ojos había más miedo que arrepentimiento. Continuó mirándonos y, de pronto, algo cambió en su cabeza: un dolor intenso quebrando su alma, una punzada terrible empezó a gritar en su mente pidiendo venganza, ansiando justicia. De pronto, exhaló un grito que quebró su garganta y que a todos hizo estremecer de pánico. Yo bajé la mirada y me retiré rápido ante la expresión extraña, casi delirante que Anubis estaba dirigiéndonos, especialmente a mí. Tras amenazarnos de muerte, el Pirata se escapó del orfanato muy seguro de que Anubis cumpliría su palabra.

»Dos meses después de aquello, la policía y la ambulancia de urgencias acudió a toda prisa al orfanato por la mañana temprano: Arsenio había amanecido muerto. Todos sabían que fue él quien me mandó amenazar y asustar al pequeño Marcial justo antes de morir. Aparentemente, había sufrido una parada respiratoria durante la noche. Su padre removió cielo y tierra investigando la muerte de Arsenio; pero, por más que nos preguntaron e indagaron, nunca pudieron saber a ciencia cierta –sospechas aparte– que, de madrugada, Anubis lo había asfixiado con su almohada apretando, con todas las fuerzas de su alma, sobre su boca y nariz. Después de aquello, recordando la amenaza de muerte que Anubis había proferido sobre nosotros, lo trasladaron inmediatamente a un orfanato de Córdoba, y así quedó zanjado el asunto.

»Desde entonces, he intentado por todos los medios ser mejor persona, alejarme de aquel gamberro en que me convertí, dedicarme a hacer el bien por los demás, olvidar ese horrible pasado. Espero haberlo conseguido, al menos, en parte. Estarás horrorizada, normal, yo también lo estaría. Lo siento muchísimo —concluyó Ángel, llorando sobre sus rodillas como un niño, como ella nunca lo había visto, tras confesar al fin aquello que era como un cáncer maligno en su interior.

Él esperaba que Mónica tuviera una reacción de rechazo, de progresivo desapego quizás, de desilusión. Pero fue todo lo contrario: lo abrazó fuerte, con todo su amor, durante mucho tiempo. Le dijo que no se culpase, que era un niño perdido que tuvo que sobrevivir como pudo, que ser lacayo de aquel indeseable implicaba haber sufrido un gran maltrato por su parte, y le acarició el cabello con ternura hasta que se quedó dormido.

CAPÍ ULO 28

Tras acabar las horas de consulta, Anubis comentó al doctor Miguel José Alba, su compañero, que quería hablar con él sobre algo importante.

—¿Dé qué se trata, Anubis? —le preguntó con curiosidad.

—Pues me gustaría exponerte un trabajo que llevo desarrollando desde hace años y quiero presentar en el III Congreso Internacional de Medicina e Innovaciones Médicas.

—Vaya, suena algo grande, algo importante.

—Y así creo que será. Es mi desarrollo del DAI. Para explicarte mis ideas, me gustaría hacerlo de forma completa, con fotos, explicaciones y videos.

—Anubis, estoy impresionado. Se ve que llevas mucho tiempo trabajándolo. Me encantaría saber más acerca de este tema.

Quedaron después de comer, ya por la tarde, en el salón de reuniones. Cuando el Dr. Alba llegó, ya su compañero tenía un PowerPoint listo para empezar sus explicaciones.

—Adelante —dijo Miguel José, expectante.

—Muy bien, pues como puedes ver en la primera diapositiva, mi idea parte del DAI que tenemos por el momento, el cual tomo como punto de partida para desarrollar sus capacidades. Básicamente, se trata de añadir un segundo electrodo al aparato, de forma que a la vez que pueda tratar las disfuncionalidades del corazón, seamos capaces de llevarlo hacia arriba, hasta el cerebro, para poder tratarlo simultáneamente.

A partir de ahí, Anubis se adentró en un terreno técnico, físico, anatómico e informático, hablándole del mejor camino que debería seguir el cable superior para alojarse oportunamente en el cerebro, así como los cambios y añadidos que había que introducir en el DAI para poder dar uso a la nueva idea que tenía. Para ello, durante mucho tiempo había ideado piezas electrónicas, que tenían ya más que ver con la nanotecnología que con los materiales tradicionales, para que el aparato apenas aumentara de tamaño, pero se viese potenciado espectacularmente. Le habló de Cristina Zen, una mujer de cuarenta y siete años, diagnosticada hacía veinte de esquizofrenia y que, mediante dos electrodos implantados intracranealmente, había dejado de sufrir alucinaciones auditivas, delirios, obsesiones y otros síntomas de su patología. Las pequeñas estructuras milimétricas que constituían los electrodos se colocaron mediante cirugía en el interior de su cerebro, y recibían los impulsos para ponerse en marcha del generador o marcapasos que le insertaron bajo la piel, en la zona del abdomen, y que los médicos podían programar a distancia. El objetivo de las descargas rítmicas era estimular los circuitos de producción de la dopamina. El problema que se presentó en este caso es que los fármacos no le hacían efecto y la enfermedad se iba agravando cada vez más, por lo que tuvieron que optar por esta técnica novedosa que fue todo un éxito. También le habló, aportando multitud de datos y antecedentes, de pacientes a los que se había realizado una estimulación cerebral profunda para tratar o contener los síntomas de la depresión y el párkinson. Y ahora llegaba la cuestión importante: ¿por qué no podían alojarse electrodos en el cerebro para ayudar a enfermos con esquizofrenia, párkinson o Alzheimer y, a la vez, en pacientes que sufrieran problemas cardiacos? La idea era, partiendo del DAI, modificándolo y ampliando sus capacidades, conseguir llevar unos electrodos hasta el corazón y otros hasta el cerebro a la vez, obteniendo la doble función de estimular ambas zonas vitales y mejorando enormemente la calidad de vida de este tipo de pacientes, más numerosos de lo que se creía.

El doctor Alba estaba alucinado con la exposición, que le parecía interesantísima. De funcionar, indiscutiblemente sería un gran salto para el mundo de la medicina.

—Me parece una idea teórica fantástica e interesantísima, pero idear ese tipo de dispositivo podría llevar largos años de investigación y de práctica.

—Ahí quería llegar. Lo que yo expondré en el congreso no es esta idea, sino el DAIA, el Desfibrilador Automático Implantable de Anubis. Ya está completamente ideado y pensado. Sólo quedaría por implementar la fase de pruebas reales en pacientes tras una valoración positiva por parte del resto de cardiólogos. A continuación, en la siguiente diapositiva, te muestro el mecanismo interior del nuevo dispositivo: la conexión *wifi* por radiofrecuencia y el aparato receptor que controla los datos del DAI, modificado para ampliar sus funciones y volverlo, en vez de únicamente pasivo, también activo.

Anubis prosiguió explicando que los pacientes con problemas cerebrales y cardiacos podrían tener posibilidades reales de ser ayudados y no tener por qué escoger entre una mejora de una zona o de la otra. El mismo aparato serviría para ambas. Es más, como podría controlarse a distancia, en caso de que un paciente esquizofrénico sufriera un episodio agudo de su enfermedad, se podría controlar antes de que cometiese alguna locura.

—¿Hablas de controlar a la persona? —dijo el doctor, comenzando a entrever unas posibilidades reales del invento de Anubis que traspasarían todas las normas éticas y morales posibles.

—No, hombre, no se trata de eso en absoluto. Hablo de estimulaciones para ayudar a pacientes con múltiples problemas y a los que los fármacos ya no surten prácticamente efecto —le respondió algo nervioso al ver a su compañero meter el dedo en una llaga que quería evitar.

Miguel José Alba no quiso seguir por ese terreno, aunque le pareció algo pantanoso.

—Me parece un magnífico trabajo, Anubis. Te animo a presentarlo y, si quieres que yo, con mi experiencia y contactos, te ayude en cualquier sentido, estoy a tu entera disposición.

—Genial, muchas gracias, no sabes cuánto te lo agradezco. Es un trabajo al que me llevo dedicando desde hace ya muchos años.

—Ten en cuenta que me has hecho llegar todo un *tsunami* de información nueva difícil de asimilar tan rápido. Me gustaría que me dejaras el documento completo para echarle un vistazo y, si veo algo que debas corregir o mejorar, estaré encantado de hacerlo.

—Por supuesto, claro que sí —le respondió Anubis, sin ningún tipo de temor al hacerlo. Por un lado, ya toda la información estaba registrada oportunamente a su nombre y, por otro, de lo único que se hablaba era de los componentes de su aparato, de su modo de funcionamiento, de los cambios efectuados respecto al DAI antiguo y de su utilidad para combatir enfermedades simultáneas.

Ahí acabó la reunión, que para ambos había sido muy satisfactoria. Para el doctor Miguel José, Anubis era muy ambicioso y emprendedor, y esas, aparte de ser cualidades peligrosas en ocasiones, eran virtudes necesarias para el avance de la medicina y de la ciencia.

El doctor Alba volvió a su trabajo en consulta, y una auxiliar le dijo que había llamado la mujer de un paciente que quería reunirse con él. Se trataba de Mónica, mujer de Ángel, paciente al que hacía unos meses implantaron un DAI. Él se acordó de ella automáticamente: fue el día fatal en que su mujer sufrió aquel terrible accidente que no le dejaba dormir y le mantenía aún enganchado a medicaciones diarias.

—No te preocupes. La llamo ahora, tengo un hueco.

Buscó en la agenda el número de móvil que le habían facilitado, que para temas médicos siempre era el de Mónica, y llamó.

—¿Sí, diga?

—Buenos días, soy el doctor Miguel José. Usted quería hablar conmigo, ¿no es cierto?

—Sí, así es, doctor. Hace tiempo que quería hablar con usted, pero no me decidía.

—¿Respecto a qué?

—Pues quería hablarle del DAI que lleva mi marido. No es que no estemos contentos, pero he notado rarezas en él que, aunque no me alarman, sí que me preocupan y querría consultarlas con usted sin que él lo sepa. Para estas cosas es muy aprensivo, y se lo he dicho varias veces, y siempre encuentra excusas para no ir, así que me he decidido yo a hacerlo.

—Muy bien, sin problema. ¿Le viene bien mañana a las once?

—Perfecto. En su consulta estaré. Muchas gracias.

Mónica se había quedado muy tranquila sabiendo que sus dudas podría plantearlas con la persona idónea, y aunque el doctor Conde Ruz fue el que terminó la implantación, ella quería hablar con el especialista titular. Por otro lado, había algo en el nuevo cardiólogo que le daba escalofríos, aunque no sabía explicar qué era.

Al día siguiente, a las once en punto estaba Mónica en la consulta del doctor. Llamó a la puerta y le hizo pasar. Se levantó para darle la mano.

—Buenos días, Mónica, ¿qué tal?

—Muy bien, doctor, muchas gracias. Bueno, quería hablar con usted para saber si ciertos síntomas que noto en Ángel son normales.

—Dígame. A ver, ¿a qué se refiere concretamente?

—Desde la operación, he notado en él pérdidas de memoria tras las cuales no sabe ni dónde está. Le ocurre en ocasiones, tampoco voy a decir que todos los días o muy a menudo. Por ejemplo, le pregunto "¿cómo te fue la mañana?", y me puede explicar únicamente las dos horas finales, pero de las anteriores no sabe decirme nada. Él no le da importancia y achaca estos lapsus a que está despistado, que le falta concentración y cosas así, que seguramente tengan que ver, no digo yo que no, pero es que nunca le había ocurrido eso. Aparte, en alguna ocasión, le he sorprendido mirando a su alrededor de una forma extraña, curioseando sus propias cosas como si estuviera en un lugar ajeno. Al menos es la sensación que a mí me dio. No sé, doctor, quizás esté perdiendo la cabeza por mi preocupación por él.

—¿Y dice usted que le ocurre esto a partir del implante? —dijo él, poniendo el acento en el postoperatorio.

—Pues la verdad es que sí. Nunca había notado cosas así en él, y llevamos ya muchos años juntos, nos conocemos perfectamente.

—No sé qué decirle. Tenga en cuenta que el implante va desde la zona del hombro izquierdo hasta el corazón, con lo que no debería tener relación alguna con el cerebro —respondió el facultativo y, al decir esto último, cruzó su mente una idea que le erizó los vellos,

pero que, en principio, optó por descartar por improbable—. Yo le aconsejo que siga observándole y, si esto
se repite con frecuencia, le haremos unas pruebas más
profundas para ver de qué puede tratarse. En todo caso,
si no estoy yo, estará el doctor Anubis Conde, que encantado le revisará también.

A ella se le puso la cara blanca como el mármol y el
corazón empezó a latirle con rapidez. ¿Había dicho Anubis? ¿Así era como se llamaba el doctor Conde Ruz que
había acabado su operación y que los vio la última vez?
Ese nombre tan peculiar, tan poco usual, únicamente se
lo había escuchado a Ángel cuando le relató la historia
aquella del niño del orfanato que le amenazó de muerte a
él y a los otros cuatro. Ella, anteriormente a la historia de
su marido, nunca había oído a nadie llamarse así, hasta
que el doctor Alba citó el nombre de pila de su compañero. Para Mónica y Ángel, en todo momento, había
sido doctor Conde Ruz, y un escalofrío recorrió todo su
cuerpo, a la vez que trataba de autoconvencerse de que
su temor era algo exagerado y absurdo, que habría más
gente en el mundo llamada de esa manera.

—Mire, Mónica, aunque lo que voy a hacer sea
poco habitual, tome mi número personal y, si nota en
algún momento que su marido se comporta de forma
extraña, obsérvele sin que se dé cuenta. Es necesario
averiguar un poco más. Y, por favor, si algo la alarma,
llámeme cuanto antes, no lo dude. Yo soy el máximo
responsable.

Así que el doctor y Mónica acabaron la conversación de forma atípica y con perplejidad por diferentes

motivos, despidiéndose a continuación. De lo que ella sí estaba segura era de que, si no la atendía el doctor Alba, cancelaría la cita y la pospondría para un día posterior. Ningún riesgo merecía la pena.

Al llegar a casa, el doctor Miguel José Alba abrió su portátil y se puso a estudiar el detallado PDF que le había pasado Anubis. Era un trabajo concienzudo, bien estudiado y fundamentado, muy técnico, realmente admirable. Que su colega era un genio, no le cabía la menor duda, pero sus ansias por innovar y su obsesión por el control, era algo que le preocupaba de él. ¿Cómo podía haber hecho algo tan perfecto sin haber experimentado los parámetros con alguien que le ayudara a corregirlos? El trabajo, aunque no viniera especificado, podía dar a entender que, en un momento dado, podría controlarse de alguna manera, con la tecnología y el *software* apropiado, a una persona tras ser operada, pero eso sería algo tan futurista, brutal y poco ético, que nadie se lo plantearía siquiera. Además, el jefe de cirugía cardiovascular era él, así que en ningún caso podría realizarse una operación que no contase con su supervisión. Como, por ejemplo, en el caso de Ángel, marido de Mónica, que fue él quien la llevó a cabo… No, ahora recordaba que él no llegó a colocar el DAI, ¡fue su colega Anubis! ¿Se habría atrevido a colocar su aparato experimental en un paciente suyo sin ningún tipo de consentimiento? Realmente no creía que hubiera llegado a traspasar esa línea roja, no cabía en su cabeza, pero no podía tampoco dejar correr el tema y,

243

para disipar cualquier tipo de duda, debía hacerle un escáner; de este modo, verían lo que realmente había dentro del pecho y de la cabeza de Ángel. Le daría una cita urgente a Mónica para que vinieran ambos lo antes posible.

CAPÍTULO 29

A nubis tenía preparado a la perfección el discurso de presentación de su DAIA delante de las más importantes autoridades médicas, de los cardiólogos más reputados y vanguardistas del mundo. Su argumentario estaba lleno de citas literarias escogidas con gusto y acierto, casos de pacientes que venían perfectamente al caso para destacar su logro, así como esquemas técnicos de su aparato explicado pieza a pieza. En fin, quería fascinarlos a todos, porque él sinceramente pensaba que iba a ser un salto enorme para la comunidad médica internacional.

Almacenó los últimos cambios de su escrito en la nube de Internet donde tenía guardados todos sus documentos, estudios, imágenes y más oscuros pensamientos y proyectos. Allí también estaban los detalles más macabros de los crímenes perpetrados por Ángel bajo su mando, de los que, en algún caso, guardaba hasta vídeos e imágenes captadas gracias al potente *zoom* de su cámara réflex. Eran demasiado valiosos como para tenerlos sólo en su portátil. Además, su idea era que únicamente estuviesen en el espacio digital; pronto lo borraría todo de su ordenador y lo destruiría. Sus complicadas contraseñas no existían más allá de su retorcida mente.

Anubis estaba convencido de que, en el futuro, su nombre sería conocido por todas partes, y su notoriedad resistiría el paso del tiempo. Sin embargo, para poder empezar una nueva vida debía atar el cabo suelto que quedaba, con el postre que había dejado para el final.

Dejando de lado por un momento sus papeles, así como las decenas de documentos digitalizados que estaba revisando en su ordenador, se decidió a llamar a Ángel. Había conseguido el número de su teléfono móvil particular, porque sabía que el que constaba en el hospital era el de Mónica.

—Buenos días, Ángel, soy el doctor Conde. Me gustaría comentarle ciertos aspectos relevantes respecto a su DAI.

—Hola, doctor, buenos días. Claro, pero es que ahora estoy trabajando, y…

—Es importante. En todo caso, si viene le haré un justificante que le servirá perfectamente en su trabajo como cita de urgencia.

—Pero, ¿pasa algo?

—No, no se preocupe, no pasa nada. Es que dentro de poco me voy a dedicar a dar conferencias y voy a andar escaso de tiempo para los pacientes; me gustaría hablar con usted, eso es todo.

—Voy a intentarlo, ¿ok? Se lo comento a mi jefe, a ver si me pueden sustituir y voy para allá.

Angel llamó a Pablo y éste, sin ningún tipo de problema, le dijo que fuera, que estaba la cosa tranquila y que había dos compañeros más para sustituirle con las ambulancias. Así que se fue para el hospital y entró en la consulta.

—Gracias por venir tan pronto —le dijo Anubis.

—No, gracias a usted por preocuparse. Estas cosas no las hacen habitualmente todos los médicos por sus pacientes.

—Siéntese, por favor… Quería preguntarle, ¿desde joven tuvo usted problemas de taquicardias o arritmias?

—La verdad es que no, siempre creí tener un corazón fuerte. Fue a partir de los veinte años cuando alguna vez noté dos o tres segundos de palpitaciones que me dejaban sin fuerzas, pero como eran muy de cuando en cuando y con brevedad, nunca les hice mucho caso hasta que los resultados del Holter que me pusieron me llevó a la operación.

—Entonces fue asintomático durante la infancia y juventud. ¿Le solían llevar sus padres a revisiones?

Empezaba a no gustarle el cariz, la dirección que iban tomando las preguntas. Quedó varios segundos en silencio.

—No, no me llevaron mucho al médico, sobre todo, porque pasé mi niñez en un orfanato y, como usted comprenderá, allí no es que nos cuidaran mucho.

Cientos de imágenes y recuerdos de aquellos amargos años volvieron por unos minutos a su mente, y mirando al Doctor Conde, una mala impresión bloqueó su cabeza. ¿Lo conocía de antes? Las ojeras marcadas de sus ojos, la expresión agriada que mostraba su rostro, la mirada intensa y oscura…

—¿Listillo…? —murmuró Ángel sin pensar, sin proponérselo, escapándosele de la boca como un suspiro.

—Flaco, me alegra volver a saludarte, ya sin las caretas que nos pone el paso del tiempo y el olvido.

Ángel quedó paralizado. Quería salir corriendo de allí, pero el terror y los traumas de años atrás se apoderaron por completo de él.

—Ya ves, Flaco, lo que son las cosas. Un día, siendo pequeño, empujas a la muerte a un niño inocente con una navaja en el cuello, y otro, estás completamente en mis manos. El mundo, en ocasiones, nos depara sorpresas que sobrepasan lo imaginable. A veces la justicia llega a buen puerto. ¿Recuerdas a Marcial?

—Sí, claro que me acuerdo. Fue el acto más vil, la acción más despreciable que he hecho en toda mi vida —respondió Ángel, con los ojos llorosos—. He soñado miles de veces con ese día, y en cada una de esas pesadillas Marcial volvía a morir y me señalaba como su asesino una y otra vez. ¡Sabes perfectamente que Arsenio nos obligaba a hacer lo que hacíamos! Éramos niños perdidos, con miedo y frustraciones que no sabíamos ni podíamos controlar. Luchábamos para sobrevivir. ¿De qué se nos puede culpar?

—De haber matado a un inocente —respondió Anubis, ignorando su argumento y exponiendo una obviedad indiscutible.

—¿Inocente? ¡Allí todos éramos inocentes! Ninguno nos merecíamos lo que sufríamos, ¡nadie merece eso! —gritó, e hizo una pausa para tratar de moderar el tono y la angustia—. Mira, no me justifico: lo que hice sin dudar, ordenado por Arsenio, no tiene perdón, pero el resto de mi vida he intentado compensar aquel acto repugnante. He trabajado como un loco ayudando a otras personas con mi ambulancia, y paso muchas horas en la zona oncológica infantil con niños cuyas vidas, llenas de sufrimiento, tienen una injusta y breve fecha de caducidad. Me he casado con una mujer maravillosa a la que intento hacer feliz. No es porque lo diga yo, pero creo que me he convertido en un hombre bueno. Supongo que tú también tienes una vida con sus luces y sus sombras, una mujer, quizás unos hijos. Tenemos que vivir el presente y sembrar para obtener un buen futuro; es ley de vida, no nos queda otra.

—No, Flaco, mi vida no es la que pintas. Mi vida ha sido y sigue siendo un fruto amargo porque una sed de justicia, de venganza, recorre mis venas junto a mi sangre, e invade mi cerebro segundo a segundo, sin descanso. La promesa que le hice un día a Marcial la tengo que cumplir porque, si no, mi vida no avanzará, se quedará dentro del pozo negro donde estoy sumido hace ya muchos años. Tanto Arsenio como Claudia, el Mudo, y el Pirata han recibido su merecido, y ya no existen. Sólo me faltas tú y, a pesar de todo lo que dices, vas a morir: tengo que hacerlo y no lo voy a dudar un segundo, al igual que tú no dudaste un segundo en ponerle en el cuello una navaja a Marcial aquella mañana aciaga. Ya que estamos solos, y todo va a acabar pronto, te diré que dentro de tu cuerpo no sólo hay un aparato que regula tu corazón; también hay otro que controla tu cerebro. Este es obra mía, en la que he aplicado una tecnología ideada por mí al cien por cien y por la que pronto seré famoso. De Arsenio aprendí que el que utiliza como mano ejecutora a otro, consigue sus objetivos sin mancharse nunca. Él lo hacía contigo y los otros tres desgraciados que le seguíais como monos amaestrados. Tomando esa idea como ejemplo, creé un plan para cumplir la amenaza que un día os hice, y la he llevado a cabo minuciosamente. ¿Sabes? Tú eres mi despiadado asesino, el que les ha quitado la vida tanto al Pirata como a Claudia y al Mudo.

—¿Cómo? —acertó a decir Ángel, sumamente contrariado y enajenado por lo que estaba escuchando.

—Sí, Ángel, durante esas pérdidas de memoria que sufres, eres mío: mi peón, mi verdugo sin sueldo. Tú eres quien liquidó a los de tu grupito de ratas. Lo más curioso es que, para cerrar el círculo, te mataré yo con mis propias manos, y te juro que no podrás hacer nada para evitarlo. No me importa absolutamente nada lo que digas, bastardo. Eso es lo que va a pasar, es un hecho.

Ángel, haciendo acopio de fuerzas desesperadas se levantó y de un salto agónico se dirigió hacia la puerta. Sin embargo, Anubis pulsó la tecla *Enter*, accionando "Aceptar" en una ventana que tenía preparada en su ordenador, y Ángel se detuvo en seco. Al poco, volvió a sentarse en la silla, ya sin voluntad propia. Una cosa estaba clarísima en la mente del doctor: el cuerpo del Flaco, de Ángel, debía desaparecer sin dejar rastro, para que nadie pudiera ver el sistema conectado en su interior, ya que eso sería su fin. Inevitablemente, le vino a la cabeza cómo Javier, su padre, se deshizo del cuerpo de Álvaro, su compañero de oficina, desmembrándolo y haciéndolo polvo. Eso, aunque admirable, no podía hacerlo él; no sería práctico. Al fin, una vez que se había quedado completamente satisfecho narrando a Ángel todo lo que había estado pasando, le borraría ese recuerdo de su memoria y lo sustituiría por una información interesante y aburrida acerca de los cuidados que debía seguir tras el implante y de los deportes que podía y no podía practicar.

Al anochecer se ocuparía definitivamente de él. Sabía que el doctor Alba le había dado cita a Ángel para el día siguiente, aunque él "casualmente" no se acordara. Por ello, debía apresurarse en lo que iba a hacer. Ya por la noche volvería a contactar con él, en esta ocasión, por última vez.

CAPÍTULO 30

Al volver al trabajo, Mario y Pablo le preguntaron cómo le había ido la reunión, y Ángel contestó que muy bien, que había sido interesante, sobre todo la parte en que le desaconsejaba ciertos deportes, especialmente los de contacto, pero que practicar otros más individuales no había problema. Que había sido muy amable y atento con él. También le había dicho que, si tenía alguna pequeña descarga, se lo comunicara inmediatamente para continuar con el seguimiento y que la cicatriz estaba perfecta; no había ningún problema destacable, así que iba todo con perfecta normalidad. En su cabeza tenía una extraña sensación, como si hubiera sufrido alguna de las lagunas que a veces sufría, pero no le dio mayor importancia. A sus compañeros les valió con la explicación, era bastante lógica, pero contrastaba con la preocupante mala cara con la que había vuelto Ángel, aunque no le dijeron nada para no preocuparle, porque anímicamente parecía estar bastante bien.

Al llegar a casa, durante la comida, tanto Mónica como Ángel mantuvieron un largo y poco habitual silencio, cada uno imbuido en sus pensamientos. Ella le preguntó qué tal le había ido la mañana.

—Ha sido una mañana tranquila, bien, aunque me pasó algo curioso. A media mañana recibí una llamada, a mi teléfono particular, desde el hospital. Me llamó el Dr. Conde Ruz para informarme acerca de ciertas precauciones que debía tener si practicaba deporte. Me revisó la zona de la cicatriz y la vio muy bien. La verdad, le agradecí mucho la atención. Ojalá hubiera más médicos como él. Y bueno, ya después volví y nada, un día más bien soso, de los que de vez en cuando se apetecen para contrastar con los ajetreados —le comentó Ángel, mientras se echaba más patatas en su plato.

Ella le miraba incrédula y pasmada, además de preguntarse por qué, desde que entró por la puerta, su marido tenía tan mala cara, como si hubiera sufrido.

—Espera, me cuesta entender lo que me estás contando. ¿Estás de broma? —empezó diciendo, mirando la cara de desconcierto que él ponía ante sus palabras alteradas—. Es que no me lo puedo creer. ¿En serio que no te acuerdas que la cita con el cardiólogo especialista es mañana? Te lo he comentado en varias ocasiones esta semana, porque sé la mala cabeza que tienes para estas cosas. Si te digo la verdad, no tengo ni idea para qué te ha llamado ese médico, cuando él no es tu especialista. Se está entrometiendo entre el doctor Alba y nosotros de forma bastante extraña, ¿no te parece?

—Cariño, ¿qué quieres que te diga? Me parece que estás exagerando muchísimo. No discuto que quizás no se han coordinado en condiciones, y tengamos la molestia de tener que ir dos veces en dos días, pero no creo que sea para tanto. Seguro que uno trabajará unos aspectos del postoperatorio, y otro, el desarrollo del aparato en los meses posteriores, o algo así. No entiendo por qué te alteras tanto. Realmente, si hubiera sabido que te lo ibas a tomar tan mal, no te lo habría contado. Me siento regular sin saber por qué y necesitaba llegar a casa y relajarme un poco, la verdad, no esto.

—Perdona, Ángel, pero es que me he quedado muy sorprendida. Sabes que me preocupo mucho por ti y no querría que nadie te perjudicara.

—Sí, lo sé, guapa, pero ¿quién iba a perjudicarme y por qué?

Ella no iba a decirle que realmente el doctor Conde se llamaba Anubis, ni ciertos detalles de él que no le gustaban. Podría remover innecesariamente un tema del pasado muy delicado y doloroso para él y provocar, si se equivocaba, una discusión totalmente estéril. Pero la cuestión era que, si estaba en lo cierto, su marido podría correr peligro. Así que se calmó, tomó un trago de su copa de vino tinto y le dijo a Ángel:

—Mira, he tenido una agotadora mañana que ha incluido una discusión con una compañera por una bobada y vengo, quizás, algo alterada, discúlpame. Lo que sí te digo es una cosa: estoy deseando que llegue el día de mañana, que te estudie en profundidad el doctor Alba, que es quien me infunde la mayor confianza, y nos quedemos muy tranquilos respecto a este asunto por una temporada.

—Brindo por ello —le dijo Ángel, alegrándose por el cambio de actitud de ella.

Mónica de nuevo volvió a la oficina hasta las ocho y media, en que terminaría su jornada. Durante toda la tarde no paró de darle vueltas a las rarezas del comportamiento de su marido, a sus lagunas mentales… Decidió buscar un hueco para llamar a Pablo, jefe de urgencias, al que ella conocía incluso antes que a Ángel, de los años de instituto donde coincidieron. Quería comentar el tema con él.

—Hola, qué tal, Mónica, ¿cómo estás?

—Hola, Pablo, me alegra saludarte. Mira, te voy a comentar un tema delicado que quiero que quede entre nosotros, ¿de acuerdo? Es que estoy preocupada por Ángel y quiero saber si son cosas mías, o en realidad, desde que le implantaron el DAI, tiene momentos inexplicablemente extraños.

—¿Sabes qué te digo? Que yo, en alguna ocasión, he pensado igual que tú, que podía ser cosa mía, pero veo que no. Por ejemplo, hace un tiempo, cuando tuvo que acudir a un colegio para recoger a dos niños intoxicados, al volver, me pareció casi que no le conocía. Me habló con un tono cortante y seco desconocido en él; es más, tuve la sensación de que andaba y se movía de un modo distinto. Ya, poco después, estaba tan normal como siempre, por lo que le quité importancia; pero ahora que tú me lo comentas, me vienen a la mente varios momentos similares a éste. ¿Pasa algo? ¿Estás bien?

—Sí, sí, no te preocupes, estoy bien. Sólo quería saber si era cosa mía, o tenía una base real. Bueno, veremos si tiene algo que ver con la operación o su medicación, y ya está. Muchas gracias.

—De nada, mujer, a ver si quedamos alguna vez los cuatro y vamos a cenar.

—Claro que sí, me parece una idea estupenda. Además, tengo ganas también de charlar con tu mujer. Las dos nos entendemos bien.

—Venga, pues nos vemos. Un beso —terminó diciendo Pablo y volviendo al trabajo.

El resto del día, Ángel lo pasó leyendo y escuchando música, pues era su tarde libre de la semana. Tras una relajante y larga ducha, se había puesto su cómodo pijama. Apoyaba la espalda en dos confortables cojines, mientras sus piernas reposaban estiradas sobre el mullido sofá. Sus oídos se deleitaban escuchando de fondo el concierto para piano número dos de Rachmaninov, mientras devoraba *El retrato de Dorian Grey*, libro que le apasionaba, especialmente el personaje de Henry, cuya elocuencia y cinismo se le antojaban brillantes. Era uno de esos dulces momentos en que saboreaba la soledad bien aprovechada. Pensó con cierto humor negro que precisamente así sería como elegiría pasar, si alguna vez lo obligasen a escoger, el último día de su vida. Claro está, con su Mónica después, para rematarlo de manera inmejorable.

Ella llegó con una tierna sonrisa y dos bolsas de comida china que contenían un rollito de primavera para ella, una sopa de aleta de tiburón para él y, para ambos, arroz tres delicias, ensalada china y bolitas de pollo. Una cena abundante y rica para disfrutarla juntos. Ella sabía bien que a él le encantaba. Era consciente de que antes se había alterado en exceso y no deseaba otra cosa que volver a casa para cenar tranquilamente con la persona a la que más quería en el mundo. A Ángel le pareció una excelente idea. Abrió un buen vino que tenía reservado para momentos especiales y brindaron por ellos, por lo bien que se sentían juntos. La noche llegó acogiéndolos entre sus brazos invisibles con suavidad.

Acabaron la cena. Mónica le miraba como una mujer enamorada que no se cansaba de contemplar a su compañero. De repente, sin mediar palabra, sin que nada en absoluto lo justificara, cambió la expresión en Ángel: ahora sonreía, pero extrañamente. La observó con una fijeza desconocida que la hizo estremecer de terror; nunca antes le había visto esa mirada.

—Cariño, antes de acostarme voy a ir un momento a tirar la basura, que antes se me olvidó y empieza a oler.

Verdaderamente, hacía varios días que debían haberla tirado y no era mala idea.

—¿Voy contigo? —preguntó ella, expectante por saber la respuesta, aunque ya se la imaginaba.

—No hace falta, sólo será un momento —sentenció Ángel, con una firmeza innecesaria.

Ella no insistió, pero su corazón latía rápidamente y su instinto la envolvió por completo. Ángel se vistió con lo primero que encontró, cosa poco habitual en él, que era algo especial a la hora de conjuntar la ropa. Ella le observaba como quien sigue con la mirada a un gato sigiloso y misterioso. Ángel se fue hacia el cuarto, cogió las dos grandes bolsas negras de basura y se fue con ellas hacia la puerta. El contenedor quedaba a unos cien metros, un buen trecho, pero era el más cercano. Algo más lejos estaba el cementerio municipal, detalle que no se le escapó a Anubis cuando localizó su casa en el mapa. Mónica se vistió a toda prisa y, a pesar de la hora, llamó al doctor Alba.

—¿Diga?

—Hola, doctor, perdone la hora, pero como quedamos en que le avisaría cuando observase en Ángel un comportamiento extraño… Pues por eso le llamo. Estábamos cenando tan a gusto e inesperadamente, al terminar, me ha mirado y me ha hablado como un completo desconocido… su expresión, el tono de su voz. No sé, me ha dado miedo. Ahora acaba de salir a tirar la basura como un autómata. Voy a seguirle; quiero ver qué ocurre y no voy a dejarle solo.

—Ten mucho cuidado, Mónica, en poco tiempo estoy ahí. Me gustaría poder examinarle en ese estado. Eso podría explicar muchas cosas.

—¿Qué cosas?

—Sólo voy a decirte que existe la posibilidad de que el doctor Anubis Conde, mediante un complicado proceso, esté manipulando a Ángel a distancia, al menos en todos esos momentos en que pierde la conciencia y no recuerda nada, o bien se comporta de forma extraña. Voy para allá. ¡Sé prudente y ten cuidado!

Mónica se quedó unos instantes pensativa al caer en la cuenta de que, con esa explicación, cuadrarían muchas cosas y cobrarían todo el sentido. Se vistió rápida y nerviosa, con la sensación de estar dentro de una película de terror en la que la chica toma decisiones peligrosas y actitudes absurdamente atrevidas, y acaba muriendo de manera cruel. Salió a la calle, cuyo solitario aspecto era inquietante, mientras la noche se presentaba desagradable, fría y con una neblina ligera y fantasmal. Aligeró el paso como una espía en misión secreta, y a lo lejos vio a su marido acercarse a los contenedores. Ella se fue aproximando también por detrás de los coches aparcados. El viento arrastraba hojas y bolsas de un lado para otro. Mónica no se había abrigado bastante, por lo que empezó a tiritar, pero nada le impediría hacer lo que debía. Llegó a unos metros del contenedor, poco después de que Ángel tirase con fuerza las dos bolsas de basura. Lo curioso era que, en vez de volverse para casa, su marido continuó la marcha calle abajo, alejándose; se acercaba a la zona donde estaba situado el cementerio. Siempre que podía, evitaba pasar por el camposanto por la noche, no por nada en concreto, sino porque le producía cierta aprensión. Ella continuó su seguimiento rezando para que el doctor Miguel José llegase pronto. En un momento dado, Ángel se quedó quieto y, como si esperase encontrar a alguien detrás, como si su instinto lo hubiera avisado de algo, se volvió bruscamente. Por suerte, ella se había agachado para descansar un momento; si no, la habría visto con total seguridad. Recibió entonces un mensaje en el móvil que hizo que su terminal vibrara, pero la distancia era la suficiente como para que el leve zumbido no fuera audible para él. Antes de abrir el mensaje, anuló la vibración también.

—Ya estoy por aquí. ¿Dónde te encuentras exactamente? —le dijo el doctor, susurrando.

—Corre, ven a la puerta del cementerio, que no está muy lejos del barrio donde vivo —contestó ella, angustiada e impaciente por que llegara.

El plan de Anubis para deshacerse de Ángel era que su cuerpo nunca se encontrara, escondiéndolo en algún lugar del cementerio. Así pues, se había situado en su coche con su portátil frente a la puerta del camposanto, esperando ver llegar por los espejos retrovisores a Ángel, lo cual ocurrió pronto. Su plan era guiarle hasta un agujero negro rectangular sobre el cual depositarían al día siguiente el ataúd de un desconocido, de modo que quedarían ocultos sus restos bajo una capa de tierra. Tras dejarle paralizado al borde de la fosa, él mismo le golpearía con fuerza en la nuca con una pala, haciéndole caer dentro. ¡Y lo enterraría vivo! Esa imagen quería retenerla en su cerebro para siempre como la guinda de su trabajo, de su ansia justiciera. Sin embargo, Anubis ignoraba que había factores en esa ecuación que escapaban a su control…

Cuando Ángel rebasó la entrada del cementerio abriendo la puerta de hierro que, aunque encajada, estaba abierta, Anubis se dispuso a salir del coche. El Flaco haría lo que se le había ordenado, ya estaba programado.

Mónica estaba llegando a la puerta del cementerio cuando sintió inesperadamente una mano fuerte que le tapaba la boca impidiéndole gritar, mientras con la otra la sujetaba. Un suspiro de alivio se escapó de su boca cuando comprobó que se trataba del doctor. Poco antes de llegar a la entrada, escucharon un ruido. Se detuvieron. Se trataba de la puerta de un vehículo cercano, abriéndose. Asombrados, comprobaron que era Anubis, que salía del mismo y empezaba a caminar detrás de Ángel.

—Ya está, Mónica, esto ha llegado demasiado lejos. Ya entiendo gran parte de lo que aquí ha estado pasando y voy a detenerlo ahora mismo. Esta historia ha acabado. Llamo a la policía y, entre lo que yo sé y tu testimonio, Anubis acabará en la cárcel por muchos años, eso te lo prometo —le dijo solemnemente a Mónica mientras ella asentía aliviada, pero a la vez, nerviosa. Tenían que intervenir ya, porque era imposible que la policía llegara a tiempo aunque llamasen en ese mismo instante. ¡Ángel estaba en grave peligro! Mientras él llamaba, Mónica se aproximaría adonde estaban su marido y Anubis.

Lo vio coger una pala y dirigirse hacia Ángel, que permanecía como una estatua frente a la fosa abierta, esperando su destino. Era una escena verdaderamente tenebrosa en la que había cuatro personajes en juego, una niebla sinuosa que iba espesándose y una atrocidad inminente que evitar a toda costa. Justo antes de que Anubis asestase un golpe seco y certero en la nuca de Ángel, cuando ya sus manos contenían la tensión del golpe y calculaban la exactitud de la zona donde impactar, Mónica gritó:

—¡¡No lo hagas!! No te servirá de nada, ya el doctor Alba ha llamado a la policía y está de camino. Estamos los dos como testigos. Déjalo en paz. Yo, en tu lugar, huiría mientras pudiera, antes de que empeoren las cosas —gritó Mónica con furia, desesperación y lágrimas, unos metros más arriba.

Anubis se quedó de piedra. Pero, ¿cómo podía estar ocurriendo aquello? ¿Qué fallo había cometido? Las sirenas empezaban a escucharse. Comprendió que ya no podía ejecutar el plan que tenía preparado para Ángel delante de Mónica; así que, tras mirarla con un odio intenso, salió corriendo tirando la pala por el camino y, tras cortar el hilo informático invisible que le unía con Ángel, desapareció como un gato negro maldito que se hubiera escapado del averno.

Anubis, tras aparcar frente a su casa, se puso a golpear con furia el volante como loco. Hacía años que no se descontrolaba de esa manera. ¡No era posible! ¿Cómo había ocurrido que se hundiese el final de su plan? ¡Si todo estaba perfectamente pensado!

—¡Mierda! Lo siento, Marcial, ¡¡joder!! Tanto tiempo preparando esto, tantas noches sin dormir, tantas horas invertidas…

Él, un hombre solitario y sin sentimientos, un asesino frío, un sociópata superdotado, lloraba de impotencia ante su fracaso. Todo su mundo se había venido abajo. En unos minutos vendría la policía a detenerle y, aunque por ahora no tenían mucho contra él, el doctor Alba era lo suficientemente inteligente como para saber de qué hilos tirar hasta desenmascararle por completo. Había sucumbido cegado por la venganza. Su brillante futuro se había venido abajo y ante él sólo se abría la perspectiva de un profundo fracaso.

CAPÍ ULO 31

ogró serenarse y volvió a recuperar el control. Analizó la situación de manera que ahora la veía con total claridad y perspectiva. En el tablero de ajedrez se habían reordenado las piezas: en esta ocasión, le tocaba jugar con las negras y en una posición difícil donde la única posibilidad de victoria sería una buena estrategia. No tenía ninguna seguridad de éxito, pero al menos aumentarían sus opciones.

No entraría en su casa, sino que iría a la vivienda de su compañero. Había algo pendiente que hacer. Rápidamente, se dirigió hacia la casa del doctor Alba, que estaba muy ocupado declarando contra él a la policía. Con gran habilidad abrió la puerta y con prisas se puso a buscar su portátil. Allí estaba, sobre la mesa del salón. Le sorprendió gratamente comprobar que tenía abierto el documento de su exposición para el congreso médico acerca del DAIA. Era evidente que su trabajo le había fascinado y, también, que había llegado a la conclusión de que en manos peligrosas −como las suyas, por ejemplo¬− podría ser un arma de control. Cogió su *pendrive* y descargó en la memoria del ordenador algunos documentos en los que se hablaba abiertamente acerca de cómo controlar a una persona, informes de Ángel y de la operación que le hicieron, todo tipo de documentos poco éticos, los más extremos, criminales y extravagantes que había concebido tiempo atrás. También instaló el *software* de control que él mismo había diseñado, personalizándolo con el nombre de su compañero. Una vez hubo terminado, salió de la casa de su colega y volvió a la suya sabiendo qué movimientos venían a continuación para lograr su propósito de despejar el tablero. Al bajar de su vehículo, vio el coche patrulla en la puerta de su vivienda y a dos agentes que, después de leerle sus derechos, se lo llevaron esposado. Tras la ventanilla pudo ver a Ángel, a Mónica y a su compañero, que le miraban con cara de odio. Les dirigió una amplia sonrisa antes de desaparecer de allí.

Una vez en comisaría, le llevaron a una zona de aislamiento, mientras tomaban declaración a Mónica y a Miguel José.

—Entonces, ¿cuáles son los motivos por los que ustedes quieren interponer una denuncia contra el doctor Anubis Conde Ruz? —preguntó el agente, para entender con claridad el asunto.

—Para empezar, por intento de asesinato —dijo Mónica, de forma impulsiva—. Ha intentado matar a mi marido en el cementerio. El doctor y yo hemos sido testigos.

—¿Qué es lo que hizo exactamente para intentar matarlo?

—Lo que vi es que estaba justo detrás de él con una pala con la que iba a golpearle para seguramente enterrarlo allí, en aquella fosa abierta.

—Entonces, en principio, no ha llegado a tocarle, ¿no es así? Hablamos, por tanto, de una mera suposición.

—No sólo es una suposición —terció el doctor—, este asunto es mucho más complejo de lo que podría parecer en un primer momento. Hablamos de mala praxis médica, de negligencia, de ocultación de datos y un sinfín de hechos despreciables que ha cometido —dijo, comenzando con la artillería pesada con la que esperaba acorralar a su compañero.

El agente se sentía un poco perdido ante aquel asunto. No entendía los motivos exactos que estaban exponiendo aquellas dos personas. Por otro lado, la supuesta víctima, inexplicablemente, permanecía silencioso allí sentado frente a él, como ausente. El denunciado no había siquiera llegado a tocar a Ángel que, por lo que narraban, parecía estar esperando el golpe, y las negligencias médicas eran más competencia del juzgado y de organismos médicos que de una comisaría de barrio. Aun así, plasmó por escrito todo lo que habían expuesto y registraron la denuncia contra el otro doctor, con el que iba a hablar a continuación. Salieron de allí y el doctor Alba le dijo a Mónica que no se preocupara, que al día siguiente le haría a Ángel todo tipo de pruebas, y que, aparte de eso, se reuniría con la dirección del hospital para que su compañero pagara por sus actos. Se despidieron. Ángel y Mónica volvieron a casa.

Fueron a buscar a Anubis, que aún permanecía detenido. Lo traían ya sin esposas, pues no había motivo para usarlas.

—Buenas noches. Acaba de ser denunciado por intento de asesinato y negligencia médica —empezó el agente, empleando un tono duro para hacerle ver la gravedad del asunto.

—Esto es completamente absurdo, agente —contestó Anubis, con total tranquilidad y templanza.

—Claro, claro, todo es absurdo. Entonces, ¿se puede saber qué hacía usted en el cementerio con una pala en la mano justo detrás de Ángel? —le interrogó, haciéndole de forma directa una pregunta de difícil respuesta.

—¿Que yo tenía en la mano qué? ¡¿Pero quién ha dicho ese disparate, por Dios?! —respondió con aire escandalizado—. No voy a negar que estaba allí, pero no es como esos dos han contado malintencionadamente. Yo pasaba por delante de la puerta del cementerio de vuelta a casa, y por casualidad, vi a Ángel, un paciente al que el doctor Alba había operado hacía unos meses con mi ayuda, que abría la verja y entraba. Esto me extrañó muchísimo. Por eso, me detuve y le seguí para saber qué ocurría. Cuando me acerqué a él, aparecieron Mónica y mi colega del hospital. Y me pregunto yo, ¿no le parece a usted extraño que Ángel estuviera allí solo y Mónica se presentase con Miguel José a esas horas de la noche? ¿Le parece normal? Yo lo único que hice fue detener mi vehículo y preocuparme por Ángel; era muy raro que a esas horas se metiera solo en aquel lugar. Ya luego me amenazaron y me fui de allí, porque parecían enloquecidos. ¿Y sabe qué le digo? Mi colega tiene mucho que callar y precisamente por eso hace todo esto —siguió diciendo, mientras el agente tomaba notas. Anubis le parecía un hombre muy coherente en todo lo que decía, incluso más creíble que Mónica y Miguel José—. Hace años que estoy trabajando en un desfibrilador implantable que supondrá un avance médico muy importante. El problema es que, en malas manos, podría ser utilizado para controlar a distancia a la persona que lo tuviera implantado. Pues le voy a decir algo que no es fácil —hizo una pausa, haciéndose teatralmente el afectado—. Creo que, a mis espaldas, el doctor Miguel José ha llevado a la práctica mi teoría y, cuando operó a Ángel no le implantó el DAI normal que correspondía, sino mi prototipo. Yo era nuevo y no entendía bien lo que él hacía. Y estoy casi seguro de que ha estado manipulando a este pobre hombre a su antojo para comprobar la eficacia del aparato.

Ante aquella dura acusación, el agente le preguntó:

—¿Tiene usted pruebas de lo que dice, o simplemente está soltando todo lo que se le ocurre intentando librarse de la denuncia? —preguntó el policía pretendiendo acorralarlo, aunque visiblemente intrigado.

—Si no me cree, ¿por qué no manda a su casa una patrulla y revisa su ordenador portátil, donde muy probablemente podrá ver que todo lo que le digo es cierto? Es sencillo y no tiene nada que perder —respondió Anubis con seguridad, utilizando la dama en un movimiento preciso de jaque al rey.

El agente se quedó pensando, y luego se levantó. Se dirigió al despacho del jefe y le explicó lo mejor que pudo la compleja situación que allí se estaba produciendo. Necesitaban pruebas sólidas, algo a lo que agarrarse; si no, todo quedaría en agua de borrajas. El jefe, comprendiendo la situación y consciente de la importancia de que no se destruyeran pruebas, hizo una llamada a un juez amigo que le debía un favor. Salió el agente y le dijo a Anubis que, en el transcurso de una hora, obtendrían una orden para poder entrar en su casa y revisar su ordenador personal. Cuantas más pruebas y datos obtuvieran acerca de aquel asunto tan complicado, mejor. No quería que se les fuera de las manos.

—Pobre de usted como no encontremos nada y nos esté haciendo perder el tiempo. Por otro lado, no se vaya muy lejos; pronto volveremos a hablar —le advirtió el agente de malas maneras antes de irse con dos compañeros, uno de ellos especialista en informática. A él, por el momento, le dejaron libre. No tenían, en principio, nada en absoluto contra él.

Al llegar a casa del doctor Alba, éste mostró un asombro e incredulidad enormes al ver a la policía en su puerta. Le mostraron la orden del juez para poder revisar su ordenador personal. Su sorpresa fue mayúscula cuando comprobaron que, en una carpeta situada entre sus archivos, había fotos de Ángel: entre ellas, la de una placa del día de la operación en la que se veía con total claridad, aparte del cable que iba al corazón, un electrodo que subía hasta el cerebro. Había notas acerca de cómo controlar a una persona y convertirla prácticamente en un esclavo, hasta el punto de obligarle a cometer asesinatos. El material encontrado era muy grave. En aquella ocasión, sí tenían algo sólido. Sólo les faltaba que al día siguiente comprobasen si Ángel llevaba un DAI modificado como el de las fotos, y todo encajaría. Aunque, en el fondo, para la policía todo aquello les parecía pura ciencia ficción. Ya habían comprobado que fue el doctor Alba el que operó a Ángel, mientras que su compañero estaba únicamente de prácticas. La firma de la operación acreditaba fuera de toda duda quién la había llevado a cabo, quién era el responsable.

El doctor, al ver todo ese material encontrado en su portátil, se puso como loco diciendo que no era suyo, que Anubis se lo había puesto allí para que pareciese culpable, algo que sonaba del todo absurdo y típico para los agentes: todos los culpables decían lo mismo. Por el momento, se lo llevaron esposado advirtiéndole que al día siguiente, cuando otro cardiólogo examinara a Ángel, tendría graves problemas si ratificaban que llevaba el implante que se describía en su ordenador, el DAIA ese.

Al llegar a comisaría, ¡no podía creerlo! Allí estaba Ángel declarando contra él, diciendo que el doctor Miguel José Alba le había estado manipulando, interfiriendo en su vida sin que él pudiera hacer nada. Lo había convertido en su marioneta y la única persona que lo había ayudado fue Anubis, doctor ejemplar que siempre se preocupó por él: podían preguntar a sus compañeros del servicio de urgencias, Mario o Pablo, si no le creían. Además, dijo, visiblemente emocionado, que estaba casi seguro de que su mujer y el doctor Alba tenían una aventura desde hacía un tiempo.

Mientras escribía lo que Ángel debía decir, una enorme sonrisa se dibujaba en el rostro concentrado de Anubis. Tras aquella demoledora declaración y las pruebas halladas en su ordenador personal, su compañero estaba acabado por completo, aparte de poner a Mónica en una situación muy difícil al decir que lo estaba engañando con el doctor Alba. Su declaración fue contundente y explícita. Toda su maldad e inteligencia la estaba volcando en ese momento. Su padre estaría orgulloso de él.

Mónica se despertó buscando en la cama con la mano a su esposo, pero no estaba. Encendió la lamparilla de la mesita de noche. Se incorporó bruscamente y corriendo llamó a Miguel José. Al oír la llamada, el agente de policía al que Anubis había dicho que ella y el doctor tenían una aventura, le dijo que contestara. Le pusieron el móvil al oído, ya que permanecía esposado, y pudieron oír que estaba muy preocupada, que Ángel había vuelto a desaparecer. Él le dijo que estaba en comisaría, que viniera urgentemente. A los diez minutos llegó Mónica, que había conducido a toda velocidad arriesgándose en varias ocasiones a tener un accidente para llegar lo antes posible. Un sentimiento de culpabilidad la envolvía por haberse quedado dormida sin percatarse de que Ángel se había levantado.

—Ahora llegamos al plato fuerte, amigos —dijo Anubis frente a su portátil, en la soledad de su casa, sonando su voz con un eco extraño.

Al ver entrar a su mujer por la puerta de comisaría, Ángel se aproximó al agente como para decirle algo importante que no quería expresar en voz alta. Este se acercó y, en un hábil y rápido movimiento, le desabrochó la seguridad que sujetaba su pistola y la cogió. Quitó el seguro y se la puso debajo de la barbilla. Todos los agentes le rodearon alertados y sacaron sus armas ante la incertidumbre de no saber qué se proponía.

En ese justo momento, un enorme haz de luz oscura de maldad cegó por unos microsegundos a Anubis, un tiempo detenido invadió su alma como un nido de mil serpientes que salieran por cada poro de su piel, que reptaran por cada fibra de su conocimiento. Lo acababa de decidir y no tenía vuelta atrás: dejaría a Ángel que decidiera su destino con la pistola, con su vida, sin manipular él su decisión. Esta debía ser únicamente suya. Se disponía a devolverle su libre albedrío robado, despertarlo de su letargo manipulado, pero imponiéndole, a modo de Dios poderoso y justiciero, una sola condición: devolvería a su memoria cada uno de los crímenes que había cometido y cuyo recuerdo él artificialmente le había sustraído. Al siguiente clic de su ordenador, Ángel recobraría su conciencia, y la decisión de seguir adelante o finalizar con todo la tomaría él.

En el lapso de tiempo de unos segundos, Ángel se vio cogiendo con fuerza un arma de fuego que oprimía con firmeza bajo su barbilla, y a unos cuantos policías, con sus pistolas preparadas, en máxima alerta. También al doctor Miguel José Alba y a Mónica, su mujer, que le miraban desesperados y expectantes. Pero su visión llegó mucho más allá: se vio a sí mismo echando, con una jeringuilla, un líquido oscuro y mortal a una mujer en su café, y poco después, su mente lo trasladó al instante en que se quedó mirando los restos destrozados de ella en la carretera, en un mar de sangre en los que se reflejaban los rayos del sol. Después, vio en el espejo de un pequeño baño de gasolinera su imagen clara destrozando, como un salvaje inhumano, la cabeza de un hombre. Su rostro, enloquecido y lleno de salpicaduras de sangre procedentes de su víctima, parecía salido de la peor de sus pesadillas. En otra página de su horrenda biografía desconocida, se vio envenenando la leche de dos niños, a los que mandó al hospital, y asesinando con un veneno mortal y una explosión gigantesca a un hombre en un contenedor de metal del muelle. Todas aquellas escenas, detalles, sensaciones e imágenes habían saturado de improviso su memoria, sus sentidos, su conciencia. ¡No podía ser! Él había cometido muchos errores cuando aún era inocente, pero se había pasado la vida intentando ser un hombre bueno, ayudando abnegadamente a los demás más allá de sus fuerzas, entreteniendo y divirtiendo a niños con enfermedades horribles para que su dolor fuera más llevadero, o al menos, que el tiempo que les quedaba de vida contuviera algunas sonrisas... Y todo eso, ¿para qué? ¿Cómo explicar a su conciencia que había sido manipulado, si él se veía a sí mismo ejecutando a sus víctimas? ¿Cómo despojarse de las imágenes terribles que tenía de sí mismo convertido en el peor de los monstruos? ¿Cómo mirar de frente a la mujer que amaba más que a todo, si él mismo se veía sucio, destrozado, roto? Ella merecía algo mejor; no soportaría tener en su mente el resto de su vida la imagen de Mónica mirándolo con cierto temor o recelo, que soñara con su yo asesino al conocer todo lo que había hecho. En su historia juntos quedarían sus cenas de enamorados, sus miradas largas y entregadas, sus caricias interminables con el mundo plegado sobre ellos. Como penúltima imagen, le llegó la de Ernesto diciéndole que él tenía un libro especial, porque era un alma buena. ¿Cómo mantener ese recuerdo ahora? Trató de reprimir una lágrima, pero la acabó derramando por sus sueños por cumplir, por su voluntad de ser mejor persona. Y por último, el pequeño Marcial llenó todos los espacios de sus sentidos, todo su pasado, su presente y su futuro. Se vio a sí mismo hincándole la punta de la navaja bajo la barbilla, ¡de la misma manera y en el mismo lugar donde él se clavaba en ese momento la pistola! Cuando el pequeño le sonrió, como perdonándolo, Ángel, haciendo el último gesto para redimirse tras tanto dolor que había causado, miró a Mónica con duras lágrimas cayéndole por el rostro, mientras ella gritaba desesperada:

—¡¡Detente, cerdo hijo de puta!! —dirigiendo sus palabras a Anubis, al que sabía que la escuchaba, que lo estaba manipulando, sonando extrañísimo para todos los allí presentes, quienes lo achacaron a los graves problemas matrimoniales derivados de aquel lío suyo con el doctor Miguel José Alba.

—No, cariño, soy yo. Te quiero demasiado como para que después de todo, con lo que llevamos vivido, sigas conmigo con las cosas tan horribles que me han hecho hacer... al fin y al cabo, las he cometido yo con mis propias manos. Lo siento Mónica, lo siento. Lo siento, Marcial... Adiós —dijo, antes de apretar el gatillo y volarse la cabeza.

Tras la pantalla de su ordenador, Anubis, con un susurro confundido entre una fuerte emoción y una gran satisfacción, dijo justo después de que todo se apagara:

—Jaque mate.

FIN

Epílogo

Entre la serena crueldad aniquiladora de Anubis y el desvelo magnánimo de Ángel, por compensar los inducidos errores que anidan su corazón de los recuerdos del orfanato en su adolescencia, se debate el tránsito de intrigas y conspiraciones intransigentes de esta novela de negro plumaje, de Miguel Ángel Rosique, que hila la historia de unos adolescentes, como cualquiera otros, en situación de total desarraigo y desamparo afectivo. Lo que me lleva a declarar que toda acción del hombre, justificada o no, merece, por omisión, retrotraerse a sus circunstancias veraces y rasgos causales, ofertando el hacerse cargo, por individualismo, de una vida o vidas conturbadas, que vendrán a tener inexorablemente, marcado el itinerario de su porvenir.

Apenas entrado en la obra uno se encuentra con Mario, médico de urgencias, y compañero itinerante de Ángel, conductor de ambulancia, dando una lección completa sobre sentimientos humanitarios, no solo en el quehacer ordinario y cotidiano, sino en el cumplimiento ético y profesional al que diariamente se sienten abocados con el rigor no solo que supone el hecho en sí de tener en sus manos la posibilidad de salvar una vida, en las proximidades ya, de la despedida última de este mundo real e inacabado. Ángel, hombre feliz y generoso, aunque insatisfecho de su pasado adolescente, que le hace expresar mejor con sus acciones para con los demás que para sí mismo, preside obnubilado y carismático, la despedida final de un conocido paciente, recordando las finales palabras de su abuelo: "Mamá, mamá, mamá". Trance que parece someterlo a un examen sin respuestas.

Por su parte Anubis, cardiólogo con más interés en lo científico de avanzadas tendencias innovadoras, que por la práctica del corriente profesional, va a dispensar un ensamblaje de inquietante manual de perfeccionismo aventajado poco habitual, que, entre sala y espera de hospital, se nos va abriendo una situación casi de disecciones inesperadas, mostrando un manual de técnicas y perspectivas inusuales y sorprendentes, que dejan ver de antemano, a un tipo especialmente brillante, pero deshabitado de sentimientos nobles y propios de la profesión. Nos deslumbra ya a cada paso o intervención, descolocando las piezas de la trama, a la vez que lleva al centro mismo del corazón con sus habilidades, entre ciencia y agotadoras conspiraciones, en favor siempre de unos fines persecutorios, a veces inexplicables, pero racionalmente centrado en sus propósitos aniquiladores.

Aquella adolescencia de orfanato, donde, al dejarles sus íntimos, confiando en que tendrían la mejor enseñanza, dejaría marcado a un grupo de jóvenes, que sólo tiempo después y ya en la vida normal, vendría a dejarle a cada uno, en su destino, sus propias asechanzas, por participar del triste suceso de un corazón roto; que, como es sabido, no solo parece que ama, sino que también odia y guarda, silenciosamente, las espinas clavadas más dolorosas, como si fuera una caverna donde se guarece la fiera más horrible, hasta que sale al anochecer, endiablando a otro, el de Anubis, que se convertirá en una bestia de obsesivo y asombroso dislate.

"Su monografía de fin de carrera la basó en las nuevas tecnologías que podían salvar vidas, cómo mejorarlas y hasta dónde podían llegar en un futuro próximo". Admirable dedicación, que conectará con su infancia en la ciudad de Tenerife, donde será partícipe de un macabro desenlace en otra historia, que podemos entender como ignición congénita inexorable de su venial conjetura melodramática en su vocación de médico cirujano y aparente astral de filantropía. No quiero omitir que la obra en sí, además, fomenta un compendioso tratado médico, en derredor de las nuevas y avanzadas tecnologías que merodean las andanzas súbitas del corazón y sus implantes más destacados en aras de prevenir la parada cardiaca, mediante el desfibrilador automático implantable y sus variantes.

Puede que toda la literatura sea simbólica o esté rayando la fantasía y que sirva de distracción, ante la vocación del ocioso laberinto de la vida. Sin embargo, al leer esta novela que Miguel Ángel Rosique determina confiarme para que le escriba el epílogo (cosa que acepto con gusto y me hace sentir honrado, por depositar en mí su confianza), necesito hacer constar que, además de ser esa felicidad fantasiosa para el entretenimiento y deleite en la vocación por los libros, es un acicate, un estímulo desafiante que mueve hacia el conocimiento documentado sobre las temidas y súbitas enfermedades, tan en boga, de nuestro delicado corazón. Asimismo, es todo un documento que cumple los objetivos para una profunda reflexión sobre la pedagogía del pensamiento educativo necesario, que con mucha evidencia, suele campear precariamente, dando como resultado los infructuosos lances desencadenados con brillantez en esta novela de género negro, desentrañando comportamientos que parecen rabiosamente consolidados en la actualidad. Yo diría que es el motivo justamente, para que se dé este tipo de producción literaria.

Anubis nos va a dejar tocados. Es persistente en sus investigaciones y proceso de perfeccionamiento, "pormenorizado sobre todo lo que aprendió aquella noche infernal". Sigue rotundo y decidido en su proyecto innovador de forma maravillada. Era justo al comportarse así, a la vez que lo más discretamente posible. Nos llevará por sendas y paisajes que no extrañarán nuestros oídos, por su proximidad de tratamiento geográfico que ronda la ubérrima comarca jerezana, el Puerto de santa maría o Sanlúcar, zona del ámbito en que se desenvuelve esta novela con sus personajes más naturales y aciagos, a la vez que envueltos en una vida de lo más corriente y entendible. Presentándonos por seguimientos maliciosos, las distintas participaciones de su inquieto y extravagante entramado de confabulación y disciplinadas teorías.

No escapará a unos ojos almendrados la despiadada acción. El golpe seco y humillante. La aberración. Ellos quedarán asustados o resentidos ante los aterrados ojos del inocente, desprotegido y pequeño Marcial, el niño débil e indefenso acosado, si quieren desintegrado, pero preso del miedo y la maldad conspicua del grupo que lo acorrala, alfa y omega de esta terrible historia: "Tu corazón, mi venganza". Detonante, que sólo deja su contenido para el análisis psicológico de sus observadores, del lector perspicaz, de la mirada limpia. No se escriben los libros porque sí. Hay una ética que los determina y los promueve, haciéndolos reincidir. Como la reiterada evocación del niño hostigado con su mano en el pecho en razón justiciera: "Recuerdos de Marcial". Y uno se queda ahí, convencido del exacto y convencional desenlace. Casi aplaudiendo, casi desmoronado. Con la perplejidad pavorosa que deja la injusticia.

Ramón G. Medina
En Sevilla, junio de 2019

BIOGRAFÍA DEL AUTOR

Nace en Barcelona el 4 de noviembre de 1972 y es profesor superior de flauta travesera. Imparte música en secundaria desde 1998. Desde temprana edad, y junto a sus estudios musicales, muestra una clara inclinación hacia el mundo de la literatura, sobre todo en el campo de la poesía y los relatos cortos. Fue articulista durante tres años del periódico Sanlúcar Información donde ocupó una columna dedicada a la música. En abril de 2018 publica su poemario Versos desenterrados.

Puedes contactar conmigo por:

https://www.facebook.com/scorpiomig

Miguelangelrosique@yahoo.es

https://www.youtube.com/user/Scorpiomig

TODOS LOS TÍTULOS DEL AUTOR

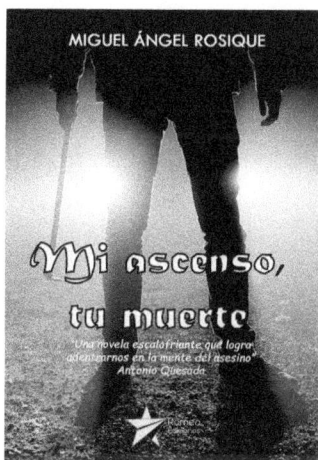

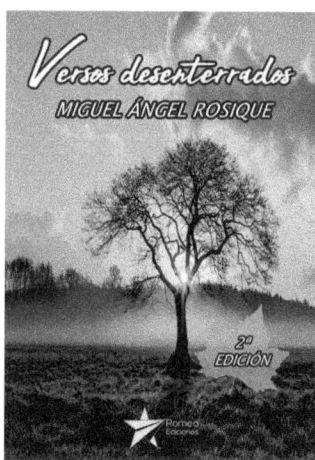

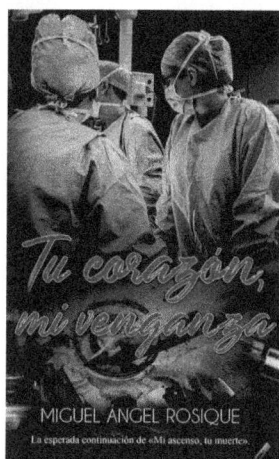

www.ingramcontent.com/pod-product-compliance
Lightning Source LLC
Chambersburg PA
CBHW022054210326
41519CB00054B/371